脾胃病经典名方研究丛书

《金匮要略》方

李卫强　李德杏　主编

全国百佳图书出版单位

中国中医药出版社

· 北 京 ·

图书在版编目（CIP）数据

《金匮要略》方 / 李卫强，李德杏主编. -- 北京：中国中医药出版社，2025. 8. --（脾胃病经典名方研究丛书）.

ISBN 978-7-5132-9535-2

Ⅰ. R222.3

中国国家版本馆 CIP 数据核字第 2025DN2146 号

融合出版说明

本书为融合出版物，微信扫描右侧二维码，即可访问相关数字化资源和服务。

中国中医药出版社出版

北京经济技术开发区科创十三街 31 号院二区 8 号楼

邮政编码　100176

传真　010-64405721

河北盛世彩捷印刷有限公司印刷

各地新华书店经销

开本 710×1000　1/16　印张 10.5　字数 216 千字

2025 年 8 月第 1 版　2025 年 8 月第 1 次印刷

书号　ISBN 978-7-5132-9535-2

定价　68.00 元

网址　www.cptcm.com

服 务 热 线　010-64405510

购 书 热 线　010-89535836

维 权 打 假　010-64405753

微信服务号　zgzyycbs

微商城网址　https：//kdt.im/LIdUGr

官 方 微 博　http：//e.weibo.com/cptcm

天猫旗舰店网址　https：//zgzyycbs.tmall.com

如有印装质量问题请与本社出版部联系（010-64405510）

本套丛书的出版由国家中医药管理局高水平中医药
重点学科建设项目
（zyyzdxk-2023208）
资助

《〈金匮要略〉方》
编 委 会

主　编　李卫强　　李德杏

副主编　吴思琪　　惠宝玫　　孙灵芝　　罗彦慧　　郎　燕
　　　　　勉嘉铖

编　委　（按姓氏笔画排序）

于　磊	马　畅	马艺洋	马国尧	王文彬
王玉琳	王庆泽	王浩婷	王斌诗	王睿泽
云　霄	叶可盈	令狐素涵	曲怡霏	伍海齐
刘晓芳	闫　旭	许　多	李　喆	李芯逸
李承悦	李海棠	李雅芳	杨楚雯	吴童语
何俞霖	何竞尧	佟佳懿	辛佳峰	沈怡辰
张译夫	张佳杰	张根卓	张家铭	陈佳怡
陈祎旻	武永盛	周振宇	郑怡凡	胡予馨
钟胜禹	侯　好	姜雨彤	骆沂欧	索忠屹
贾雯雯	顾天一	徐　冰	郭睿涵	黄梓玮
曹凯悦	董玲宏	靳嘉欣	熊　彤	薛志凤
魏　正	魏语萱			

总 前 言

　　中医药是中华民族的瑰宝，在保障人民健康方面发挥着重要作用，它是中华优秀传统文化的重要组成部分，蕴含着丰富的哲学思想和人文精神。

　　党的十八大以来，以习近平同志为核心的党中央高度重视中医药工作，把中医药工作放在更加突出的位置，为中医药传承创新发展指明了方向。2015 年 12 月，习近平总书记在致中国中医科学院成立 60 周年贺信中讲到，中医药学是中国古代科学的瑰宝，也是打开中华文明宝库的钥匙……切实把中医药这一祖先留给我们的宝贵财富继承好、发展好、利用好。2021 年，习近平总书记在河南南阳考察期间对中医药工作作出新指示，强调要做好守正创新、传承发展工作，积极推进中医药科研和创新，注重用现代科学解读中医药学原理，推动传统中医药和现代科学相结合、相促进，推动中西医药相互补充、协调发展，为人民群众提供更加优质的健康服务。2022 年，党的二十大报告提出："促进中医药传承创新发展。"2023 年 2 月，国务院办公厅印发了《中医药振兴发展重大工程实施方案》。这个实施方案以习近平新时代中国特色社会主义思想为指导，深入贯彻党的二十大精神，把传承创新发展中医药，作为新时代中国特色社会主义事业的重要内容和中华民族伟大复兴的大事，通过中医药健康服务高质量发展工程、中西医协同推进工程、中医药传承创新和现代化工程等重点工程和任务的实施，全面推动中医药的振兴发展，提高中医药服务的质量和水平，满足人民群众的健康需求，为新时期中医药传承创新发展提供有力支撑，注入强劲动力。2024 年 12 月 3 日，习近平主席向 2024 世界传统医药大会致贺信。他指出，传统医药是人类文明创造的成果，需要代代守护、传承精华，也需要与时俱进、守正创新。中医药作为传统医药的杰出代表，是中华文明的瑰宝。中国始终坚持发展现代医药和传统医药并重，推动中西医药优势互补、协调发展，推进中医药现代化、产业化，走出了一条独具特色的传统医药发展之路。

一、国家中医药管理局发布中医经典名方相关文件

　　2020 年 9 月，国家药品监督管理局发布《中药注册分类及申报资料要求》（2020 年第 68 号），明确中药 3.1 类"应提供按照国家发布的古代经典名方关键信息及古籍记载进行研究的工艺资料"，需要在国家发布的古代经典名方目录和关键信息的基础上开展研发工作。

　　为贯彻落实《中共中央 国务院关于促进中医药传承创新发展的意见》，加快推动古代经典名方中药复方制剂简化注册审批，2020 年 10 月 15 日，国家中医药管理局、国家药品监督管理局积极组织推进古代经典名方关键信息考证研究工作，制定《古代经典名方关键信息考证原则》（简称《考证原则》）。

关键信息考证总则：传承精华，系统梳理方药发展脉络，以服务临床疗效为目的，兼顾增效减毒；古为今用，在遵从古方原义的基础上，充分考虑方药的历史发展演变和当前生产应用实际，保障经典名方制剂的现代化生产和上市后应用；古今衔接，以历代医籍记载为依据，遵古而不泥古，衔接古籍记载和现行规范，支撑经典名方制剂的统一质量控制；凝聚共识，针对经考证仍有争议的难点问题，求同存异，在科学的探索中不断寻求科学共识。

关键信息考证内容：明确基原及用药部位，厘清历代药物基原及其变迁情况、现代标准规范等，结合当前种养殖生产情况，选定所用基原；明确炮制，梳理相关药物炮制古今发展脉络，确定可行的炮制方法；明确剂量，研究古代度量衡与现代对应关系，明确古方计量单位折算现代剂量方法；明确功能主治，系统梳理方剂源流演变，确定方剂功能主治。

每首名方的关键信息包括基本信息（方剂出处、处方、制法及用法）和现代对应信息（药物名称、基原及用药部位、炮制规格、折算剂量、用法用量及功能主治的专家共识结果）。药物名称原则上与《中华人民共和国药典》保持一致。基原及用药部位包括中文学名、拉丁名及其药用部位。炮制规格为现代对应的炮制情况。折算剂量为按照古今度量衡进行折算后的药物剂量，以克为单位，保留至小数点后两位。用法用量包含煎煮法、服用次数及用量。功能主治包含方剂的功效和主治。备注部分应重点标注部分与现代用药习惯不一致的特殊情况及原方中缺乏关键信息记载的共识结果。

遵守以上指导原则开展经典名方的文献考证工作，可以确保古代经典名方在现代应用中的科学性和实用性，同时尊重其历史价值和文化传承。

2020 年 11 月 23 日，国家药品监督管理局药品审评中心召开中药研发座谈会，征求企业代表、业界专家及学会协会代表对目前所需中药药学研究技术指导原则的意见。会后组成"按古代经典名方目录管理的中药复方制剂药学研究技术指导原则"课题研究组，讨论形成了相应的指导原则，并经过多次研讨和修订，形成征求意见稿。

此外，国家药品监督管理局药品审评中心于 2023 年 7 月 21 日发布《其他来源于古代经典名方的中药复方制剂药学研究技术指导原则（试行）》（简称《指导原则》），围绕其他来源于古代经典名方的中药复方制剂的特点，从处方、生产工艺、质量研究及质量标准、稳定性研究、相关性研究等方面明确药学研究要求，并提出要加强古代经典名方关键信息考证研究。

《指导原则》明确，其他来源于古代经典名方的中药复方制剂，包含未按古代经典名方目录管理的古代经典名方中药复方制剂和基于古代经典名方加减化裁的中药复方制剂；要加强古代经典名方关键信息考证研究，保障申报制剂的相关信息与临床实践所用药物一致，加强全过程质量控制，保障申报制剂质量均一稳定。

在处方研究方面，《指导原则》提出，应当开展古代经典名方名称、来源、处方组成、药材基原、药用部位、炮制、剂量、制法、剂型、功能主治、用法用量等关键信息的考证研究。同时，明确临床实践所用药物的处方药味（包括药材基原、药用部位、炮制等）及其用量等相关信息。申报制剂的相关信息应当与临床实践所用药物一致，并明确药材基原、产地、饮片炮制、药材/饮片质量控制方法，保证药材质量相关信息可追溯。

《指导原则》明确，申报制剂应当采用传统工艺和传统给药途径。申报制剂工艺路线、给药途径和剂型应当与临床实践所用药物一致，包括单煎/合煎、先煎、后下、包煎等，其中以汤剂形式服用的，申报制剂可制成颗粒剂。

《指导原则》要求，应当研究建立全过程质量控制体系，包括但不限于药材/饮片、中间体、辅料、制剂及包装材料等质量控制要求，保障制剂质量可控性不低于临床实践所用药物。处方含毒性药味或现代研究发现具有明显毒性的药味，应当对相关毒性成分进行质量控制研究，确定合理的限度或范围，这些要求说明经典名方考证对于其制剂及药物研发的重要性。

国家中医药管理局公布关于古代经典名方的多重政策与举措，具有重要意义。它不仅促进了中医药的传承与发展，通过标准化和现代化，确保方剂适应现代临床需求，还提高了药品的质量与安全性，简化了注册审批流程，加快了药品上市。此外，这一行动推动了中医药的科学监管，提升了其国际地位，满足了人民群众的健康需求，并促进了中医药的普及和教育。总体而言，这是对中医药传统文化的尊重和传承，同时，对现代医疗体系进行了补充和完善，具有深远的社会和医疗意义。

二、脾胃病经典名方文献研究的必要性

（一）脾胃于人的重要性

1.脾胃主运化水谷精微，为机体气血化生之源、生命之本

脾胃居于中焦，为人体气机升降之枢纽。脾胃学说是中医学的重要组成部分，历来是学者们研究的重点和热点。在医疗实践过程中，医家们形成了脾胃在机体生理和病理中具有根本、主导地位的认识，《素问·玉机真脏论》曰："五脏者，皆禀气于胃，胃者五脏之本也。"《素问·太阴阳明论》云："脾脏者，常著胃土之精也，土者，生万物而法天地……脾与胃以膜相连耳，而能为之行其津液。"指明中土之胃将水谷化生为精微物质，这些精微物质必须由脾脏运行输布而能布散于外，脾胃共主运化。后世对此多有阐述和发挥，《类经》强调"脾胃为脏腑之本"，《寿世保元》提出"人以胃气为本"，《杂病源流犀烛》则言"脾统四脏"，《慎斋遗书》云"脾胃者，气血之原也"。中医学理论认为，脾胃为机体水谷运化、气血化生的重要脏器，是机体生命活动所需精微物质的来源，即生命之源。

《素问·热论》从病理反证生理，认为"阳明者，十二经脉之长也，其血气盛，故不知人，三日其气乃尽，故死矣"，指出胃之气血旺盛，即便是五脏已伤，六腑不通，荣卫不行，仍需三日将阳明之气血耗尽，其生命力之旺盛，根柢之固深，可见一斑，也强调了脾胃之于生命而言至关重要。

此外，在疾病诊断方面亦体现了脾胃为生命之本的重要性。如李东垣《脾胃论》认为，"胃虚则五脏六腑、十二经、十五络、四肢皆不得营运之气，而百病生焉"，指出脾胃一伤，生化气血不足，内而脏腑，外至经络肢节，诸疾丛生。明人张景岳《景岳全书》指出，"凡欲察病者，必须先察胃气"，"胃气之关于人者，无所不至，即脏腑、声色、脉候、形体，无不皆有胃气"，"凡欲治病者，必须常顾胃气，胃气无损，诸可无虑"，强调以胃气作为诊治疾病的根本。以上均说明脾胃之于气血化生、机体生命存在的重要性。

2.脾胃气化功能为机体气机上下升降的枢纽

脾胃是人体气机升降的中枢。《素问·脉要精微论》曰:"五脏者,中之守也,中盛脏满,气胜伤恐者,声如从室中言,是中气之湿也。"《素问·至真要大论》曰:"是故百病之起,有生于本者,有生于标者,有生于中气者。"黄元御《四圣心源》认为,"升降之权,则在阴阳之交,是谓中气","中气升降,是生阴阳","戊己升降,全凭中气","四维之病,悉因于中气,中气者,和济水火之机,升降金木之轴"。

脾升,即脾之运化正常,水谷精微之气得以转输不散,化生为气血津液以灌溉四旁而荣养全身;胃降,即水谷糟粕得以下行,与小肠分清泌浊、大肠传导糟粕密切相关,将代谢后的产物排出体外,保障机体清气上升、浊气下降。脾主升清,胃主降浊,升清才能正常通降,而通降亦可保证升清正常,故升降相因、相依、相约,才能保证脾胃纳化有节,气血生化有源,同时亦保证了肝气从左升、肺气从右而降,心火能下温肾水、肾水亦可上制心火。

若脾胃气机升降的枢纽失常,则可致机体清浊混杂,临床出现"清气在下,则生飧泄,浊气在上,则生膜胀"的病理变化,《四圣心源》更是对其病变做了详述,曰:"中气衰则升降窒,肾水下寒而精病,心火上炎而神病,肝木左郁而血病,肺金右滞而气病。神病则惊怯而不宁,精病则遗泄而不秘,血病则凝瘀不流,气病则痞塞而不宣。"《素灵微蕴》曰:"中气不运,则升降之源塞,故火炎于上,水流于下,木陷于左,金逆于右,而四维皆病。"因此,黄元御在治疗机体诸多疾病时多从调理脾胃气机升降着手,治脾必知其欲升,治胃必知其欲降。

由此可见,脾胃疾病于机体而言至关重要,而治疗脾胃病的经典名方考证研究则于脾胃病的临床疗效提升及制剂开发至关重要。

(二)脾胃病经典名方在临床应用中存在的问题

为贯彻落实《中华人民共和国中医药法》,推动来源于古代经典名方的中药复方制剂稳步发展,更好保障人民群众健康,国家中医药管理局会同国家药品监督管理局先后于2018年制定中医药《古代经典名方目录(第一批)》、2023年制定《古代经典名方目录(第二批)》,共计317首方剂。但诸多方剂在经历多年的发展演变中因人体体质、饮食、气候、生活规律等影响,出现诸如药物名称、剂量、剂型、组成及煎服方法等较多变化,严重影响经典名方的临床处方用药和临床疗效,为后世学者带来较多困惑,不利于中医药的守正创新、传承发展。

1.药物名称的变化影响临床用方

经典名方的药物名称在历代亦有一些变化,譬如麻子仁丸,最早见于《伤寒论》,治疗脾约证,原方组成为麻子仁、芍药、枳实、大黄、厚朴、杏仁。但麻子仁有诸多别名,在古代文献中又称火麻仁、大麻仁、火麻子等。麻子仁出自《神农本草经》,名为火麻仁,书中对其功效、主治、性味有所说明,但对其植物形态并未进行详细描述,后世记载同名异药时多将其与胡麻混淆。再如治疗谷疸的茵陈蒿汤由茵陈蒿、栀子、大黄3味药物组成,但在历史上有茵陈汤、涤热汤、大茵陈汤、茵陈大黄汤等异名方，其中亦有药物组成变化的情况，影响临床治疗用方。

2. 药物剂量的变化影响临床用方

药物剂量的变化亦是影响经典名方使用和疗效的重要因素，譬如小陷胸汤，张仲景《伤寒论》记载其组成剂量为半夏半升、黄连一两、瓜蒌实大者一个，而金代刘完素在《伤寒直格》中则记载为半夏四钱、生姜二钱、黄连二钱、瓜蒌实大者半个。又如《太平惠民和剂局方》记载藿香正气散中白芷一两、藿香三两，而藿香在《医学入门》等医籍中出现了不同的剂量，白芷在《证治准绳·类方》中剂量为三两，等等。再如《金匮要略》治疗虚劳腹痛的小建中汤中，胶饴剂量描述方式多样，变化较大。故而经典名方剂量的变化及历代导致其剂量变化的原因直接影响临床应用，基于此有必要对其进行文献整理研究。

3. 药物剂型的变化影响临床用方

药物剂型的变化也会影响经典名方的应用和疗效，如缪希雍在《先醒斋医学广笔记》中指出，散剂为治疗急症所用，汤剂为重症所用，指出剂型不同，适应证亦有别。四逆散在《伤寒论》中为散剂，但对于伴有泄利下重者，先以水五升，煮薤白三升，煮取三升，去滓，以散三方寸匕纳汤中，煮取一升半，分温再服。可见四逆散有冲服散剂和煮散治疗病症的差异。附子理中丸由附子、人参、干姜、甘草、白术组成，《太平惠民和剂局方》有丸剂和汤剂两种剂型的记载。纵观宋元明清的药物剂型选择，在处理临床危急重症时，多直接选择汤剂，或者散剂煎煮服用，体现了中医"汤者荡也""丸者缓也"的应用思想。

4. 药物组成的变化影响临床用方

药物组成对其疗效及主治病症的影响更大，譬如《伤寒论》小建中汤，原方组成为桂枝、甘草、大枣、芍药、生姜、胶饴。但在《备急千金要方》《外台秘要》等医籍中则以桂心替代桂枝；《苏沈良方》《普济方》等则以官桂替代桂枝；《丹溪心法》等书中则以阿胶替代饴糖，诸如此类，不胜枚举，导致后世学者在应用该方剂时产生较多疑虑和困惑，影响中医药的传承和应用。而《太平惠民和剂局方》所记载的附子理中丸（汤），被后世多数医家沿用，但部分医家根据临床情况的不同，对原方进行了加减，如把人参更换成了党参。再如《金匮要略》中的黄土汤由黄土、干地黄、黄芩、白术、炮附子、甘草、阿胶7味药物组成，后世医家出现用姜类药物替代附子，还有加入桂枝、芍药、当归等药，则直接影响药物的作用和临床证治。

5. 药物煎服方法的变化影响临床用方

药物的先煎、后下等特殊煎服方法亦会影响药物的有效成分溶出，影响疗效。譬如《伤寒论》茵陈蒿汤，原方的使用中要求先煎茵陈，但后世在使用时却没有先煎茵陈之特殊煎服法，此亦是待考证之处——先煎与不先煎对疗效有无影响。《太平惠民和剂局方》所载的失笑散存在水煎与酒煎两种煎制方式。再如《金匮要略》的黄土汤，剂型为汤剂，但还有散剂的记载。散剂应用可追溯到先秦时期，其具有成本低、节约资源等优势，明清以后医家临证时散剂应用逐步减少，呈现散剂、汤剂混用的特点。

三、脾胃病经典名方文献研究的意义

（一）中医经典病房建设的需要

国家中医药管理局办公室于 2020 年 9 月 27 日发布国中医药办医政函〔2020〕265 号文件《国家中医药管理局办公室关于推进中医药传承创新工程重点中医医院中医经典病房建设与管理的通知》，旨在通过运用中医经典理论与名老中医经验指导临床，充分发挥中医特色与优势，积极探索运用中医主导的方法和技术，开展各种急危重症和复杂疑难病的诊治工作，形成中医诊疗方案并向其他临床科室推广，达到全面提升中医临床诊疗水平与能力的目标，希望能进一步提升中医药防治重大疑难疾病能力、创新中医药临床诊疗模式、提升中医临床科研能力，其中，即涉及中医经典理论指导下的中医经典方剂在诊疗中的使用。无规矩不成方圆，只有明确经典名方的方名、组成、剂量、煎服方法、剂型等方面的关键信息，才能保障经典名方的合理使用，促进中医经典病房的建设。

（二）中医经典方剂制剂开发建设的需要

国家中医药管理局、国家药品监督管理局先后于 2018 年、2023 年发布了《古代经典名方目录》第一、二批名录，其目的即在于贯彻落实《中华人民共和国中医药法》《中共中央 国务院关于促进中医药传承创新发展的意见》，推进古代经典名方的中药复方制剂研发和简化注册审批。制剂开发建设，特别是以经典名方为主的制剂开发，对于便利临床应用、提升医患用药选择、提高病症治疗效果、提升中医药文化自信、促进中医药文化传承有重大意义。

（三）中医临床疗效提升的需要

经典方剂历经数代变迁，在组成、剂量、煎服方法、服用方法等诸多方面发生了变化，但其中发生变化的原因和具体情况都有待考证，这些也是促进中医临床疗效提升的关键因素。

譬如《伤寒论》葛根黄芩黄连汤用于桂枝证（太阳病）误下所致后，黄元御《伤寒悬解》谓："太阳病，桂枝证，有表邪而无里邪，医反下之，败其中气，利遂不止，此当温里。若脉促者，是表未解也。盖病在经络，不解表而攻里，表阳乘里虚而内陷，为里阴所拒，不得下达，表里束迫，故见促象。若喘而汗出者，是胃气上逆，肺阻而为喘，肺郁生热，气蒸而为汗也。虽内有四逆证，外有桂枝证，而热在胸膈，二方俱不能受，宜葛根连芩汤主之。"吕震名《伤寒寻源》曰："夫误下致利，亦有阳盛阳虚之别。但下利脉不应促而反促者，此属表未解之诊也。邪束于表，阳扰于内，喘而汗出，乃表里俱热之象，则治表不宜用桂枝，而当改葛根以解表，治里不宜用理中，而反取芩连以清里矣。"以上诸论述，对于葛根黄芩黄连汤证的病机阐释存在较大差异，导致中医在临床应用该方治疗疾病时产生不少疑问，对其主治病症亦会产生较大的认识分歧，影响临床疗效的提升。再譬如对葛根黄芩黄连汤中葛根的炮制，在不同时期有不同的炮制方法，其主要炮制方法有捶破去心、取汁、醋制法、制粉法、炒法、蒸食等，不同炮制方法对药物的药性、药效均有影响，这也是开展考证研究的重要原因。

（四）中医经典名方传承的需要

中医为医道之学，并非简单的经验堆砌，经典名方是在经典理论的指导下，古代医家因人、因地、因时，应用中医理论，按照组方原则形成的方剂。如果仅仅将其归于经验之学，则会让中医陷入无理论深度、简单经验积累、不成熟的境地，让中医在世人眼中变成简单经验堆砌，则会失去文化传承之魂。所以，经典名方的文献考证，也是中医药文化传承、文化自信发展的需要。

四、脾胃病经典名方文献研究方法

古代经典名方经过数千年的临床运用，储存了大量的临床证据，挖掘、整理和提取经典名方的临床价值和现代应用意义则尤为重要。我们在脾胃病经典名方的整理工作中，根据不同历史时期对涉及的中药材基原变迁、度量衡换算、古法炮制的现代工艺转化等难点问题进行考证，本研究应用到的考证方法既有传统的文献研究法，即对具体方剂古今文献的文献考证法，包括关键信息研究，通过确定资料范围，建立纳入排除标准，进行文献资料的梳理，规范数据，在已获文献基础上进行数据分析总结；也有数字化新方法，对生产、应用、产业化状况等方面完善的经方目录数据库、知识数据库等以数据库的方式进行存储，建立适应当代技术发展需求的、灵活的知识体系。

（一）文献考证法

文献考证是经典名方关键信息考证的重要方法，主要使用读秀《中华医典》、书同文·中医中药古籍大系、中华古籍资源库、海外中医古籍库等数据库，以方剂名称（包括异名方）为关键词进行全文检索，由于电子文献存在一些问题，如部分版本不明确，而不同版本也会影响基原考证，因此我们同时查阅相关版本古籍进行比对、核实；此外，运用计算机检索中国知网（CNKI）、维普、万方数据知识服务平台等数据库，人工检索《中医方剂大辞典》《中华大典·医药卫生典·药学分典》等中医药文献，获取相关现代研究成果，尽量全面地收集资料。

在充分获取古今文献资源的基础上，再对经典名方的历史源流、药物组成、功能主治、药物炮制、处方剂量、煎煮与服用方法等方面进行归纳与分析，最后总结方剂的关键信息，期冀为经典方剂的现代研究与应用提供理论依据。

张卫等在《经典名方的中药基原考证方法与示例》中提出：对查找到的文献要进行文献著录，最好按文献形成的历史时间顺序进行著录。在著录时要注意对文献的出处也同时进行标记。而且由于中医古籍同一书籍不同版本间也存在差异（《伤寒论》的桂枝汤在唐以前版本中没有桂枝去皮），因此有必要对不同版本的文献也要标记清楚。

（二）专家咨询法

德尔菲法，又称专家咨询法或专家意见法，是一种有效的多步骤专家咨询方法，旨在通过集体智慧来产生客观的决策结果。我们在文献考证中，如果遇到存疑的问题，则会与宁夏医科大学附属中医医院国家高水平中医药重点学科中医脾胃病学专家组进行意见征询，并对专家意见进行整理、归纳、统计，再匿名反馈给各专家，再次征求意见，再集中，再反馈，直至得到一致的意见，从而得出较为客观、可靠的考证结果。德尔菲法通过匿名性、多次反馈和统计回答等特点，能够充分利用专家的集体智慧来产生客观的决策结果。

（三）数字化方法

在文献考证研究的同时，我们还开展了当代研究成果科学知识图谱研究，利用中国知网（CNKI）、万方、维普、中国生物医学文献服务系统等数据库，检索经典名方的当代研究成果，进行数据筛选之后，借助于引文空间（CiteSpace）软件进行可视化呈现，为脾胃病研究学者揭示经典名方关键信息考证、质量控制及指纹图谱的建立、临床运用等研究热点、研究趋势。

总之，本套丛书以脾胃病经典名方入手，古籍研究和现代文献研究相结合，厘清脾胃病经典名方的历史沿革和关键信息，并以可视化的方式分析当代学界对经典名方的研究现状，为发展中医药事业，弘扬中医药文化略尽绵薄之力。

丛书编委会
2025 年 3 月于凤城银川

前　言

　　为推动来源于古代经典名方的中药复方制剂稳步发展，国家中医药管理局会同国家药品监督管理局相继制定与发布了一系列古代经典名方目录及经典名方关键信息考证相关文件。中华中医药学会脾胃病分会亦制定与发布了《脾胃系病常用经典名方专家共识》。这些既是中医药现代化研究的政策指导，也是经典名方相关研究展开的背景。同时，关于经典名方的筛选、考证标准、研究方法与意义等问题，也引发学界关注，当前研究重点主要集中于《古代经典名方目录》所涉的方剂与药物，遵从《古代经典名方关键信息考证原则》，以"尊重历史演变规律，传承不泥古"为考证准则，厘清经典名方的关键信息，为加快中药新药审批，实现中医经典名方的量化生产提供理论依据。

　　脾胃病作为中医治疗优势病种之一，相关经典名方的研究工作亦受到业界专家的重视。2019年11月，中华中医药学会委托中华中医药学会脾胃病分会进行脾胃系病常用经典名方遴选工作，并于当年在北京召开了"脾胃系病常用经典名方"专家座谈会，初步通过"脾胃系病经典方剂共识研究"方案。2023年，中华中医药学会脾胃病分会正式发布《脾胃系病常用经典名方专家共识（2023年修订版）》，筛选出100首脾胃系病常用经典名方，其中包括了《金匮要略》所载10首方剂。通过前期文献调研发现，黄土汤、小半夏汤、大黄牡丹汤、大黄附子汤、黄芪建中汤5首方剂的文献系统考证研究工作尚未展开，因此确定以上述5首经典名方的古今文献整理为研究内容，对《金匮要略》脾胃病经典名方的关键信息进行考证，并对相关当代研究成果进行研究，力求呈现其研究发展热点及趋势。

　　关键信息文献考证研究通过确定资料范围，建立纳排标准，进行文献资料的梳理，规范数据，在已获文献的基础上进行数据分析。查阅《中医方剂大辞典》中与上述5首方剂相关条目，检索《中华医典》等中医古籍数据库相关内容，查阅纸质版书籍进行内容的核实，通过中国知网等数据库，采用专业检索方式，检索相关现代研究成果，尽量全面地收集资料。在此基础上对方剂的历史源流、药物组成、功能主治、药物炮制、处方剂量、煎煮与服用方法等方面进行统计分析，对经典名方的关键信息进行总结，以期为中医脾胃病经典方剂的现代研究与应用提供理论依据。

　　当代研究成果可视化研究，利用中国知网、万方、维普等数据库，检索上述5首经典名方的当代研究成果，数据筛选之后，使用相关软件如CiteSpace辅助进行可视化呈现。当前经典名方的研究热点主要聚焦于经典名方关键信息考证、质量控制及建立指纹图谱、临床应用研究。未来经典名方的研究趋势则将转向对经典名方制剂基准样品、药材品质评价、方剂药效物质基础及作用机制等方面的研究。

　　"辨章学术，考镜源流"为古今治学第一要旨。仲景经典名方流传至今，历经不同时期医家的临证应用与研究阐发，欲明其道，当对其"研几探颐，穷极幽隐"，文献梳理考察不可或缺。然文献考证研究当具沉潜考索之功、笔削独断之学二途,吾等学力尚浅,与各位同仁初为尝试,若存疏漏不当,愿质高明。

本书的出版由国家中医药管理局高水平中医药重点学科建设项目资助,一并致谢!

《〈金匮要略〉方》编委会

2025 年 3 月

目　录

第一章　黄土汤

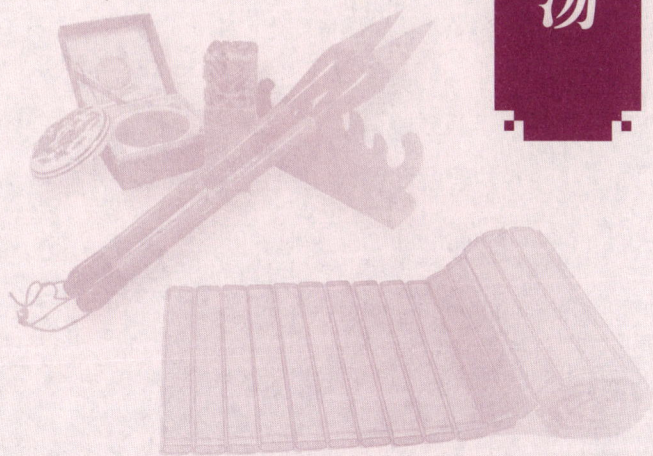

黄土汤首载于《金匮要略》，由灶心黄土（简称"黄土"）、甘草、干地黄、白术、炮附子、阿胶、黄芩7味药物组成，具有养血止血、温阳健脾之功，主治便血、吐血、衄血等血证，该方历史悠久，现代临床亦应用广泛。本章系统梳理黄土汤相关古代文献，旨在厘清其历史源流，考证其关键信息，并使用 CiteSpace 软件分析处理，探求黄土汤研究现状、研究热点及未来研究发展方向，为其现代研究与临床应用奠定理论基础。

第一节　黄土汤的历史沿革与关键信息考证

2023 年，中华中医药学会脾胃病分会正式发布《脾胃系病常用经典名方专家共识（2023 年修订版）》[1]（简称《共识》），黄土汤为《共识》收录的第 23 首方剂。在中国知网（CNKI），以"黄土汤"为关键词进行检索（检索时间截至 2024 年 4 月 30 日），相关研究多为临床疗效观察和实验研究内容，尤以临床疗效观察居多，涉及消化系统、生殖系统等，又以消化性溃疡、上消化道大出血为主。然而，从古籍文献层面考证其历史源流与应用经验的研究尚显不足。本文基于黄土汤相关古今文献，结合文献计量学等研究方法，全面整理、考证与分析其处方源流、组成及剂量、主治及方义、炮制方法、煎服法等信息，以明确黄土汤的关键信息，以期裨益于经典名方黄土汤的文献研究与现代临床应用。

经检索，共纳入有效数据83条，涉及78部中医古籍。黄土汤首载于《金匮要略》，中外历代文献对于其药物组成、基本方义、功效主治等无较大争议。其由灶心黄土、甘草、干地黄、白术、炮附子、阿胶、黄芩 7 味药物组成；主治病症为便血、吐血、衄血，后世有所拓展，临证亦用于产后下痢、血崩、尿血等；剂量方面，清代以后药物用量总体呈下降趋势，在综合比较历代用量和不破坏原方各药物比例的前提下，推荐应用剂量为黄土 24.00g，甘草 9.00g，干地黄 9.00g，白术 9.00g，附子 9.00g，阿胶

[1] 骆云丰，王萍，周秉舵，等.脾胃系病常用经典名方专家共识（2023 年修订版）[J].中医杂志，2023，64(12)：1292-1296.

9.00g，黄芩 9.00g；炮制方面，推荐使用黄土研细水飞、炙甘草、蒸制地黄、土炒白术、炮附子、阿胶珠、黄芩炭；煎服法为以水 1600.00mL，煎取 600.00mL，分 2 次早晚餐后温服。

一、资料与方法

（一）文献数据来源

①查阅《中医方剂大辞典》中与"黄土汤"相关条目；②检索《中华医典》等中医古籍数据库，以"黄土汤"为关键词进行全文检索，并检索其不同剂型的方名"黄土散"，异名方剂"伏龙肝汤""伏龙肝散"，同时查阅纸质版书籍进行比对、核实，必要时查阅原版古医籍；③基于中国知网、维普、万方等数据库进行检索，中国知网检索式为"SU=黄土汤"，万方检索式为"主题：黄土汤"，维普检索式为"M=黄土汤"，设置检索时间为建库至 2024 年 4 月 30 日，收集黄土汤现代相关研究资料。

（二）纳排标准

1. 纳入标准

①中华人民共和国成立以前的中医药古籍；②明确记载黄土汤的组成、主治、剂量等信息者；③药物组成与《金匮要略》所载黄土汤基本相同者。

2. 排除标准

①仅存方名，无功效、剂量信息者；②与黄土汤、伏龙肝汤、伏龙肝散等方名一致，但组成、功效不同者；③原方药物加减超过 2 味药者（不包括 2 味药）。

（三）数据规范

①黄土汤所涉文献整理，原则上以原文献所载内容为准，不做修改，但为使图表简洁，适当提取其中关键词；②检索到黄土汤相关知识构成主要包括名称、来源、时代、功效主治、药物组成、剂量、炮制、煎煮与服用方法等内容；③将各时代斤、两、钱、分、厘等质量单位，以及升、合等容量单位转换为现行标准单位克（g）或毫升（mL），但受密度影响较大者除外；④建立 Excel 表格，将搜集所得数据按成书年代排序并进行整理分析。

二、结果与分析

（一）入选方剂、医籍

经检索、梳理，获取黄土汤及其异名方"伏龙肝汤""伏龙肝散"有效数据共83条，来源于78部中医著作（包括7本日本著作，1本朝鲜著作），涉及方书、医案、医论、本草等。国内著作按照朝代划分，其分布情况为东汉2本，晋代1本，唐代3本，宋代3本，元代2本，明代9本，清代46本，民国时期4本，相关文献主要集中在明清时期。

（二）处方源流

东汉张仲景所著《伤寒杂病论》成书后散佚，其杂病部分收录于《金匮玉函要略方》，后被宋翰林学士王洙发现，经北宋校正医书局重新编订整理后流传于世。其主要版本有元代邓珍仿宋刻本《新编金匮方论》及明洪武二十八年（1395）吴迁抄本。后世多以元代邓珍刻本为通行本，但近年来有学者指出吴迁本"其相较于邓珍本更接近《金匮要略》原貌"[1]。本书所涉《金匮要略》原文，非特殊说明，皆以何任所著《金匮要略校注》（底本为元邓珍本）为文献来源，同时参考柳长华主编、陈萌点校的《金匮要略》（底本为明吴迁本）。

黄土汤出自《金匮要略·惊悸吐衄下血胸满瘀血病脉证治第十六》，邓珍本与吴迁本略有不同，主要区别在于甘草、附子的炮制方法不同，以及煎煮时是否需要㕮咀药物。吴迁本对药物的炮制提出更明确的要求，且在煎煮前㕮咀药物，以便于有效成分的析出。详见表1-1。

表1-1 黄土汤原文

出处	原文
《新编金匮方论》（元邓珍本）	下血，先便后血，此远血也，黄土汤主之(亦主吐血衄血)。甘草、干地黄、白术、附子(炮)、阿胶、黄芩各三两，灶心黄土半斤。上七味，以水八升，煮取三升，分温二服
《金匮要略方》（明吴迁本）	下血，先见血，后见便，此近血也；先见便，后见血，此远血也。远血，黄土汤主之。方亦主吐血、衄血。甘草（炙）、干地黄、白术、附子（炮，去皮，破八片）、阿胶、黄芩各三两，灶中黄土半斤。上七味，㕮咀，以水八升，煮取三升，去滓，分温二服

注：《新编金匮方论》为北京大学图书馆藏元刻本，《金匮要略方》为上海图书馆藏明洪武二十八年抄本。

黄土汤的异名方有伏龙肝汤、伏龙肝散，伏龙肝是黄土的别名。检索获取伏龙肝汤、伏龙肝散相关数据共8条，详见表1-2。与《金匮要略》原文相比，这些方剂在药物组成上均减少一味炮附子，且在病机上多转述宋代陈无择在《三因极一病证方论》中提出的观点："此由内外有所感伤，凝停在胃，随气下通，亦妄行之类，故曰便血。"[2]

---

[1] 张承坤，赵雅琛，沈澍农.《金匮要略》吴迁本与邓珍本对比研究[J]. 中医药文化，2019,14(1):88-96.
[2] 陈无择. 三因极一病证方论[M]. 北京：中国中医药出版社，2007:172.

表 1-2 黄土汤及其异名方

方名	出处	朝代	病机	主治	处方
黄土汤	《金匮要略》[1]	东汉		先便后血之远血，亦主吐衄	甘草 干地黄 白术 附子（炮） 阿胶 黄芩各三两 灶中黄土半斤
伏龙肝汤	《三因极一病证方论》[2]	宋	由内外有所感伤，凝停在胃，随下通，亦妄行之类	先便后血，兼治吐衄	伏龙肝半斤 甘草（炙） 白术 阿胶 干地黄（《千金》作干姜） 黄芩各三两
伏龙肝散	《脉因证治》[3]	元	因内外有感，凝住在胃，随气下通，亦妄行之类	便血	伏龙肝八两 白术 阿胶 黄芩 干地黄 甘草各三两
伏龙肝散	《丹溪手镜》[4]		治便血因内外有感，停凝在胃，随气下通妄行	便血	伏龙肝一两 白术 阿胶 黄芩 地黄 甘草三钱
伏龙肝汤	《普济方》[5]	明		先便后血之远血，兼吐衄	伏龙肝半斤 黄芩 甘草（炙） 白术 阿胶 干地黄（《千金》作干姜）各三两
伏龙肝汤	《玉机微义》[6]			先粪后血之远血	伏龙肝半斤 甘草（炙） 白术 阿胶 黄芩 熟地黄各三两
伏龙肝散	《医方集宜》[7]			粪后下红之远血	伏龙肝 甘草 白术 阿胶 黄芩 熟地黄
伏龙肝散	《古今医统大全》[8]		内外有感，凝停在胃，随气下通	便血	甘草 伏龙肝 白术 黄芩 阿胶 干生地黄各等分
伏龙肝散	《医学入门》[9]			先便后红，及吐衄血	伏龙肝八分 黄芩 生地 甘草 阿胶 白术各三分

　　另外，检索获取黄土汤 10 首同名异方，分别出自 8 部方书，详见表 1-3。

[1] 何任 . 金匮要略校注 [M]. 北京：人民卫生出版社 ,1990:173-174.

[2] 陈无择 . 三因极一病证方论 [M]. 北京：中国中医药出版社 ,2007:172.

[3] 田思胜，高巧林，刘建青 . 朱丹溪医学全书 [M]. 北京：中国中医药出版社 ,2006:490.

[4] 田思胜，高巧林，刘建青 . 朱丹溪医学全书 [M]. 北京：中国中医药出版社 ,2006:285.

[5] 朱橚 . 普济方：第 1 册 [M]. 北京：人民卫生出版社 ,1982:975.

[6] 徐彦纯 . 玉机微义 [M]. 北京：中国医药科技出版社 ,2011:148.

[7] 丁凤 . 医方集宜 [M]. 上海：上海科学技术出版社 ,1988:121,124.

[8] 徐春甫 . 古今医统大全：上册 [M]. 崔仲平，王耀廷，主校 . 北京：人民卫生出版社 ,1991:1230.

[9] 李梴 . 医学入门：下册 [M]. 北京：人民卫生出版社 ,2006:1231-1232.

表 1-3 黄土汤同名方

出处	朝代	主治	处方
《备急千金要方》[1]	唐	吐血，亦治衄血	伏龙肝鸡子大二枚 桂心 干姜 当归 芍药 白芷 甘草 阿胶 川芎各一两 细辛半两 生地黄二两 吴茱萸二升
《外台秘要》[2]	唐	鼻衄，五脏热，气结吐血	当归 甘草（炙）芍药 黄芩 川芎各三两 桂心一两 生地黄一斤 釜月下焦黄土如鸡子一枚（碎，绵裹）青竹皮五两
《旅舍备要方》[3]	宋	赤疹瘙痒，烦躁昏闷	伏龙肝（即灶下黄土）每服二钱，生姜、蜜水调下
《圣济总录》[4]	宋	鼻衄，五脏热毒	灶中黄土 当归（切炒）甘草（炙）芍药 黄芩（去黑心）川芎各三分 桂（去粗皮）一分 生干地黄（焙）一两半 青竹茹半两
《普济方》[5]	明	赤疹瘙痒，烦躁昏闷	灶下黄土每服二钱，生姜蜜汤调下
《普济方》[6]	明	鼻衄，五脏热，气结吐血	当归 甘草（炙）芍药 川芎各三两 黄芩一两 桂心一两 生地黄一片 青竹皮五两 釜底焦黄土如鸡子一枚（碎，绵裹）
《普济方》[7]	明	吐血	伏龙肝鸡子大二枚 桂心（去粗皮）干姜（炮裂）当归 芍药 白芷 甘草（炙锉）阿胶 川芎各一两 生干地黄八两（焙）细辛半两（去苗叶）吴茱萸二升
《医略十三篇》[8]	清	霍乱吐泻	净黄土二两 广藿香二钱 生木香八分 宣木瓜二钱 陈橘皮一钱 紫厚朴八分 白扁豆三钱 活水芦根二两
《医学刍言》[9]	清	下血	大生地 阿胶 白芍 附子 炮姜 黄芩 灶心黄土
《医方絜度》[10]	清	肝风上僭，脾胃虚寒，瘕疝，失血，吐泻	黄土二两

[1] 孙思邈 . 备急千金要方 [M]. 北京 : 人民卫生出版社 ,1955:221.

[2] 王焘 . 外台秘要方 [M]. 高文铸，校注 . 北京 : 华夏出版社 ,1993:51.

[3] 董汲 . 旅舍备要方 [M]. 杨金萍，点校 . 上海 : 上海科学技术出版社 ,2003:16.

[4] 赵佶 . 圣济总录 [M]. 北京 : 人民卫生出版社 ,1962:635.

[5] 朱橚 . 普济方 : 第 3 册 [M]. 北京 : 人民卫生出版社 ,1982:481.

[6] 朱橚 . 普济方 : 第 4 册 [M]. 北京 : 人民卫生出版社 ,1982:1637.

[7] 朱橚 . 普济方 : 第 5 册 [M]. 北京 : 人民卫生出版社 ,1983:2481.

[8] 蒋宝素 . 医略十三篇 [M]. 北京 : 中国中医药出版社 ,2016:88.

[9] 王旭高 . 王旭高医学遗书六种 [M]. 褚玄仁，校注 . 北京 : 学苑出版社 ,1996:30.

[10] 钱敏捷 . 医方絜度 [M]. 王兴伊，点校 . 上海 : 上海科学技术出版社 ,2004:72.

以上方剂虽与黄土汤同名，但较原方的药物组成和主治病症发生了较大变化，故为同名异方。例如宋代董汲的《旅舍备要方·小儿科》[1]、明代朱橚的《普济方·卷一百八》[2]，以及清代钱敏捷的《医方絜度·卷二》[3]所载之黄土汤组成仅为一味黄土，用以治疗风邪引起之赤疹瘙痒、肝风上僭等；再如宋徽宗组织编纂的《圣济总录·卷第二十九》所载之黄土汤虽与原方同治鼻衄，但去原方之白术、阿胶、附子，加凉血之芍药、竹茹，补血之当归，行气之川芎，温通之肉桂，并对此解释为"伤寒鼻衄者，由热气蕴盛，血溢妄行，盖心主血，肝则藏之，肺主气，鼻则通之，心肺为热邪所伤，则血随气行，所以从鼻出也"[4]，认为鼻衄的病机为血热妄行，故调整了原方的组成。此外尚有黄土酒、伏龙肝膏、伏龙肝汤、伏龙肝丸等方，在《普济方·卷一百九十》中还载有"伏龙肝散一名明胶散"[5]。经考证，以上方剂与《金匮要略》之黄土汤组成、主治大相径庭，故不在此次研究范围内。

（三）药物组成与剂量分析

1.药物组成

经过检索，共获取黄土汤药物组成的有效数据共65条，有55条（占比约85%）药物组成与原文大致相同，即由黄土、干地黄、黄芩、白术、炮附子、甘草、阿胶7味药组成。其余条文常见的药物组成演变有两种：其一是药物替代，主要表现为姜类药物替代附子；其二是药物增加，如加入桂枝、芍药、当归等。详见表1-4。

表1-4 黄土汤药物组成变化统计表

朝代/国家	出处	药物组成	药物变化
晋	《小品方》[6]	灶中黄土 甘草（炙）干姜 黄芩 阿胶（炙）干地黄	干姜替代附子，去白术
唐	《备急千金要方》[7]	伏龙肝 甘草 白术 阿胶 干姜 黄芩	干姜替代附子，去干地黄
清	《四圣悬枢》[8]	甘草 白术 附子 阿胶 生地 桂枝 芍药 灶中黄土	去黄芩，加桂枝、芍药

[1] 董汲.旅舍备要方[M].杨金萍,点校.上海:上海科学技术出版社,2003:16.
[2] 朱橚.普济方:第3册[M].北京:人民卫生出版社,1982:481.
[3] 钱敏捷.医方絜度[M].王兴伊,点校.上海:上海科学技术出版社,2004:72.
[4] 赵佶.圣济总录[M].北京:人民卫生出版社,1962:633.
[5] 朱橚.普济方:第5册[M].北京:人民卫生出版社,1983:2532.
[6] 陈延之.小品方[M].高文铸,辑校注释.北京:中国中医药出版社,1995:94.
[7] 孙思邈.备急千金要方[M].北京:人民卫生出版社,1955:222.
[8] 孙治熙.黄元御医学全书[M].北京:中国中医药出版社,1996:800.

续表

朝代/国家	出处	药物组成	药物变化
清	《四圣悬枢》[1]	甘草　白术　附子　阿胶　地黄　芍药　黄芩　灶中黄土	加芍药
	《四圣心源》[2]	甘草　白术　附子　阿胶　地黄　黄芩　桂枝　灶中黄土	加桂枝
	《不居集》[3]	粉草　熟地　白术　附子　阿胶　黄芩　灶中土	去甘草，加粉草
	《吴鞠通医案》[4]	灶中黄土　生地黄　制苍术　熟附子　阿胶　黄芩　炙甘草	苍术替代白术
	《本草撮要》[5]	伏龙肝　生地　黄芩　白术　阿胶　炙甘草　炮姜	炮姜替代附子
	《静香楼医案》[6]	人参　白术　附子　炙甘草　熟地　阿胶　伏龙肝　黄芩	加人参
日本	《医心方》[7]	灶中黄土　甘草　干姜　黄芩　阿胶　干地黄	干姜替代附子，去白术

其一，姜类替代炮附子。附子功善回阳救逆、补火助阳，重在补火祛寒，温燥性较强，止血作用较弱。温燥药本身有动血耗阴之弊，若用之不当，反易加重血证。清代尤怡在《金匮要略心典》中指出附子为"辛温之品，转为血病之厉"[8]，清代沈目南有"但虑附子辛热，过伤庚金"[9]之言。而姜类药温燥性较弱，长于温经止血，故后世医家应用黄土汤时常以干姜、炮姜代替附子。干姜、炮姜二者功用相似，干姜能守能走，温中散寒之力强，炮姜温里之力缓而持久，长于温经止血，故临床上可根据患者的虚寒程度以及出血量进行选择。

其二，在原方基础上增加药物。至清代，医家常会根据临证需要在原方基础上增加芍药、桂枝、人参等药物。如黄元御的芍药黄土汤组成为甘草、白术、附子、阿胶、地黄、芍药、黄芩、灶中黄土[1]。赤芍功能清热凉血、散瘀止痛，白芍可养血敛

[1] 孙洽熙．黄元御医学全书 [M]．北京：中国中医药出版社，1996:801.
[2] 孙洽熙．黄元御医学全书 [M]．北京：中国中医药出版社，1996:724.
[3] 吴澄．不居集 [M]．达美君，王荣根，孙炜华，等校注．北京：中国中医药出版社，2002:210.
[4] 吴瑭．吴鞠通医案 [M]．上海：上海科学技术出版社，2010:120.
[5] 陈蕙亭．本草撮要 [M]// 裴吉生．珍本医书集成．上海：上海科学技术出版社，1985:108.
[6] 柳宝诒．柳选四家医案 [M]．盛燕江，校注．北京：中国中医药出版社，1997:57.
[7] 丹波康赖．医心方 [M]．北京：人民卫生出版社，1955:272.
[8] 尤怡．金匮要略心典 [M]．上海：上海人民出版社，1975:121.
[9] 沈目南．沈注金匮要略 [M]// 曹炳章．中国医学大成．上海：上海科学技术出版社，1990: 卷十六 7.

阴、柔肝止痛，二者均可用于治疗血证。又如黄氏桂枝黄土汤组成为甘草、白术、附子、阿胶、地黄、黄芩、桂枝、灶中黄土[1]。桂枝性温，味辛、甘，具有温通经脉、助阳化气之功效，可增强温中止血之功。清代尤怡所著《静香楼医案》中的黄土汤加入人参，认为便血之病"始于脾阳不振，继而脾阴亦伤，治当阴阳两顾为佳"[2]，人参可补脾益气，恰能解决脾虚不能统血之弊。

2. 剂量分析

经过检索，获取黄土汤药物剂量的相关文献共 73 条，其中与《金匮要略》剂量相同的文献有 47 条，剂量较原方发生变化的文献有 26 条。因为从汉代至今，药物基原、质量及炮制方法均发生了变化，所以在考证黄土汤药物用量时，要结合历代度量衡的变化和不同时期医籍中本方的剂量演变，并参考现代临床习用剂量。依据《中国科学技术史·度量衡卷》[3]，将各朝代斤、两、钱、分、厘等质量单位转换为现行标准单位克，对较原方发生剂量变化的 26 条文献进行整理，详见表 1-5。

本方中黄土的用量在历代文献中记载不一致。《金匮要略》中黄土用量为半斤，《千金翼方》记载的黄土用量为"半升"[4]，明清著作中常用"半升"[5-7]"鸡子大"[8-9]等体积单位描述黄土的用量。目前还未有将古代体积单位转换为现行质量单位的统一标准，且黄土这一味药存在着密度差异的问题，故此难以精准确定黄土的具体剂量，统计表中黄土为上述单位者不做转换，保留原单位。唐代《千金翼方》所载的黄土汤除黄土的用量难以确定外，其他药物与东汉时期用量相同；明代黄土汤药物平均用量较东汉时期大致呈增加趋势，应该是受《普济方》《医学纲目》等成书时直接转录《金匮要略》原文但未将药物用量转化为明代度量衡所致；我国清代、民国时期的医籍，以及日本、朝鲜著作中黄土汤药物平均用量均较东汉时期大致呈缩减趋势，说明这一时期的医家已经认识到经方用量过大的问题，有意识地减少用量。明清时期及海外医学著作所记载的黄土汤中甘草、干地黄、白术、附子、阿胶、黄芩用量比例基本保持 1：1：1：1：1：1，黄土与上述药物的用量比例基本保持 8：3，药物剂量之间的比例与《金匮要略》黄土汤组成保持一致。

[1] 孙洽熙 . 黄元御医学全书 [M]. 北京 : 中国中医药出版社 ,1996:724.

[2] 柳宝诒 . 柳选四家医案 [M]. 盛燕江 , 校注 . 北京 : 中国中医药出版社 ,1997:57.

[3] 丘光明，丘隆，杨平 . 中国科学技术史 : 度量衡卷 [M]. 北京 : 科学出版社 ,2001:447.

[4] 孙思邈 . 千金翼方 [M]. 北京 : 人民卫生出版社 ,1955:207.

[5] 楼英 . 医学纲目 [M]. 北京 : 中国中医药出版社 ,1996:341.

[6] 李用粹 . 证治汇补 [M]. 北京 : 人民卫生出版社 ,2006:375.

[7] 尤怡 . 金匮翼 [M]. 许有玲 , 校注 . 北京 : 中国中医药出版社 ,2005:66.

[8] 张璐 . 张氏医通 [M]. 北京 : 人民卫生出版社 ,2006:737.

[9] 林珮琴 . 类证治裁 [M]. 北京 : 人民卫生出版社 ,2005:422.

表 1-5　黄土汤剂量统计表

朝代/国家	出处	黄土	甘草	干地黄	白术	附子	阿胶	黄芩	剂型
东汉	《金匮要略》[1]	110.00g	41.25g	41.25g	41.25g	41.25g	41.25g	41.25g	汤剂
唐	《千金翼方》[2]	半升	41.70g	41.70g	41.70g	41.70g	41.70g	41.70g	汤剂
明	《普济方》[3]	半升	111.90g	111.90g	111.90g	111.90g	111.90g	111.90g	汤剂
	《医学纲目》[4]	半升	111.90g	111.90g	111.90g	111.90g	111.90g	111.90g	汤剂
	《本草汇言》[5]	149.20g	37.30g	37.30g	37.30g	29.84g	37.30g	37.30g	汤剂
清	《金匮要略广注》[6]	298.40g	74.60g	74.60g	74.60g	74.60g	74.60g	74.60g	汤剂
	《金匮玉函经二注》[7]	298.40g	111.90g	37.30g	111.90g	37.30g	111.90g	37.30g	汤剂
	《证治汇补》[8]	半升	74.60g	74.60g	74.60g	74.60g	74.60g	74.60g	汤剂
	《张氏医通》[9]	鸡子大	5.60g	5.60g	5.60g	5.60g	5.60g	5.60g	汤剂
	《增订通俗伤寒论》[10]	37.3g	2.24g	11.19g	11.19g	2.24g	7.46g	7.46g	汤剂
	《金匮翼》[11]	半升	111.90g	111.90g	111.90g	111.90g	111.90g	111.90g	汤剂
	《杂病源流犀烛》[12]	11.19g	3.73g	3.73g	3.73g	3.73g	3.73g	3.73g	–
	《时方妙用》[13]	29.84g	5.60g	5.60g	5.60g	5.60g	5.60g	5.60g	汤剂
	《医学三字经》[14]	29.84g	5.60g	5.60g	5.60g	5.60g	5.60g	5.60g	汤剂
	《医学实在易》[15]	29.84g	5.60g	5.60g	5.60g	5.60g	5.60g	5.60g	汤剂
	《类证治裁》[16]	鸡子大	5.60g	5.60g	5.60g	5.60g	5.60g	5.60g	散剂

[1] 何任．金匮要略校注 [M]．北京：人民卫生出版社 ,1990:173-174.

[2] 孙思邈．千金翼方 [M]．北京：人民卫生出版社 ,1955:207.

[3] 朱橚．普济方：第 3 册 [M]．北京：人民卫生出版社 ,1982:1258.

[4] 楼英．医学纲目 [M]．北京：中国中医药出版社 ,1996:341.

[5] 倪朱谟．本草汇言 [M]．上海：上海科学技术出版社 ,2005:846.

[6] 李彣．金匮要略广注 [M].2 版．北京：中国中医药出版社 ,2007:185.

[7] 赵以德．金匮玉函经二注 [M]．周扬俊，补注．北京：人民卫生出版社 ,1990:275.

[8] 李用粹．证治汇补 [M]．北京：人民卫生出版社 ,2006:375.

[9] 张璐．张氏医通 [M]．北京：人民卫生出版社 ,2006:737.

[10] 何廉臣．增订通俗伤寒论 [M]．福州：福建科学技术出版社 ,2004:348-349.

[11] 尤怡．金匮翼 [M]．许有玲，校注．北京：中国中医药出版社 ,2005:66.

[12] 沈金鳌．杂病源流犀烛 [M]．北京：中国中医药出版社 ,1994:279.

[13] 陈修园．时方妙用 [M]．杨护生，校注．福州：福建科学技术出版社 ,1986:61.

[14] 陈修园．医学三字经 [M]．北京：中国中医药出版社 ,2008:84.

[15] 陈修园．医学实在易 [M]．北京：中国中医药出版社 ,2016:173.

[16] 林珮琴．类证治裁 [M]．北京：人民卫生出版社 ,2005:422.

续表

朝代/国家	出处	黄土	甘草	干地黄	白术	附子	阿胶	黄芩	剂型
清	《评琴书屋医略》[1]	14.92g	5.60g	5.60g	5.60g	5.60g	5.60g	5.60g	–
	《医学见能》[2]	11.19g	7.46g	11.19g	11.19g	7.46g	7.46g	7.46g	–
	《血证论》[3]	11.19g	3.73g	11.19g	11.19g	5.60g	7.46g	7.46g	–
	《疑难急症简方》[4]	29.84g	5.60g	5.60g	5.60g	5.60g	5.60g	5.60g	–
	《医学摘粹》[5]	11.19g	7.46g	11.19g	7.46g	7.46g	11.19g	7.46g	汤剂
民国	《重订通俗伤寒论》[6]	31.25g	1.88g	9.38g	9.38g	1.88g	6.25g	6.25g	汤剂
	《推拿抉微》[7]	6.25g	3.13g	3.13g	3.13g	1.57g	3.13g	3.13g	–
	《治痢南针》[8]	31.25g	9.38g	9.38g	9.38g	9.38g	9.38g	9.38g	汤剂
朝鲜	《东医宝鉴》[9]	11.19g	3.73g	3.73g	3.73g	3.73g	3.73g	3.73g	散剂
日本	《方机》[10]	3.75g	1.41g	1.41g	1.41g	1.41g	1.41g	1.41g	汤剂
	《类聚方》[11]	4.48g	1.68g	1.68g	1.68g	1.68g	1.68g	1.68g	汤剂
	《类聚方广义》[12]	3.73g	1.49g	1.49g	1.49g	1.49g	1.49g	1.49g	汤剂

备注："–"为原书中未注剂型。

根据《中国科学技术史·度量衡卷》[13]东汉的一两约折算为现代13.75g，本方每服药的剂量为黄土110.00g，甘草41.25g，干地黄41.25g，白术41.25g，附子41.25g，阿胶41.25g，黄芩41.25g。《金匮要略》记载的煎服法为"煮取三升""分温二服"，故本方每次服药量为煎出总量的1/2，具体为黄土55.00g，甘草20.63g，干地黄20.63g，白术20.63g，附子20.63g，阿胶20.63g，黄芩20.63g。《中华人民共和国药典》（以下简称《中国药典》）中现代临床用量规定为甘草2.00～10.00g，干地黄9.00～15.00g，白术6.00～12.00g，附子3.00～15.00g，阿胶3.00～9.00g，黄芩3.00～10.00g，虽

[1] 潘名熊.评琴书屋医略[M].广州：广东科技出版社,1984:72.
[2] 唐容川.医学见能[M].秦伯未,批校.兰州：甘肃人民出版社,1982:135.
[3] 唐宗海.血证论[M].北京：人民卫生出版社,1990:141-142.
[4] 罗越峰.疑难急症简方[M]//裘吉生.珍本医书集成.上海：上海科学技术出版社,1986:99.
[5] 庆云阁.医学摘粹[M].彭静山,点校.上海：上海科学技术出版社,1983:141-142.
[6] 俞根初.重订通俗伤寒论[M].徐荣斋,重订.北京：中国中医药出版社,2011:341.
[7] 涂蔚生.推拿抉微：第四集[M].上海：上海千顷堂书局,1930:10.
[8] 罗振湘.治痢南针[M].长沙：长沙书局,1932:42.
[9] 许浚.东医宝鉴[M].郭霭春,李紫溪,郭洪耀,等校注.北京：中国中医药出版社,2013:60.
[10] 吉益东洞,乾省守业.方机[M]//陈存仁.皇汉医学丛书.北京：人民卫生出版社,1955:55.
[11] 吉益东洞.类聚方[M]//陈存仁.皇汉医学丛书.北京：人民卫生出版社,1955:68.
[12] 尾台榕堂.类聚方广义[M].徐长卿,点校.北京：学苑出版社,2009:213-214.
[13] 丘光明,丘隆,杨平.中国科学技术史：度量衡卷[M].北京：科学出版社,2001:447.

未见黄土的规定用量，但依照汉代度量衡直接折算得出的黄土汤剂量明显超出了药典规定，与当今主流临证用量严重不符。因此，本文推荐在固定原方药物比例的基础上，对用药量进行合理地缩减。明代李时珍在《本草纲目》中提出"今古异制，古之一两，今用一钱可也"[1]，清代唐容川在《伤寒论浅注补正》中亦提出"古用一两，今用一钱足矣"[2]。综合考虑《中国药典》要求和明清医家提出的折算比例，本研究中黄土汤的药物采用一两折合 3.00g 换算，即黄土汤的每服剂量为黄土 24.00g，甘草 9.00g，干地黄 9.00g，白术 9.00g，附子 9.00g，阿胶 9.00g，黄芩 9.00g，此剂量恰能符合《中国药典》要求。根据仲景方剂服药法中"不必尽剂"、随证变化、灵活施用的特点，日服用次数建议 1 ~ 2 次，根据临床实际遵医嘱使用。

（四）功效主治与方义分析

经过检索，共获取明确记载黄土汤主治功用的有效数据 58 条。《金匮要略》中黄土汤主治的原文记载："下血，先便后血，此远血也，黄土汤主之（亦主吐血衄血）。"后世除直接转引《金匮要略》所载的主治外，对其主治亦有所拓展，如妇人血崩、产后下痢、尿血、痢疾下血等，具体见表 1-6。后世对其主治病症的拓展均以《金匮要略》黄土汤证为立足点，总属于血溢类病。

表 1-6　黄土汤主治病症

朝代	出处	主治
清	《张氏医通》[3]	产后下痢
	《金匮启钥》[4]	小便下血
	《医学实在易》[5]	吐血、衄血、下血、妇人血崩
	《本草撮要》[6]	妇人血崩及血衄诸血病
民国	《推拿抉微》[7]	血色黑黯，脉迟手足冷
	《治痢南针》[8]	痢疾有虚症，下血黯黑，脉迟手足冷，休息痢
	《儿科要略》[9]	吐血衄血，先便后血，及妇人血崩，产后下痢

[1] 李时珍.本草纲目（上）[M].刘衡如，刘山永，校注.北京：华夏出版社,2008:41.
[2] 唐容川.伤寒论浅注补正[M].太原：山西科学技术出版社,2013:232.
[3] 张璐.张氏医通[M].北京：人民卫生出版社,2006:737.
[4] 黄朝坊.金匮启钥：妇科　卷三[M].刻本.1860（清咸丰十年）.
[5] 陈修园.医学实在易[M].北京：中国中医药出版社,2016:173.
[6] 陈惠亭.本草撮要[M]// 裘吉生.珍本医书集成.上海：上海科学技术出版社,1985:108.
[7] 涂蔚生.推拿抉微：第四集[M].上海：上海千顷堂书局,1930:6.
[8] 罗振湘.治痢南针[M].长沙：长沙书局,1932:42.
[9] 陆拯.近代中医珍本集：儿科分册[M].杭州：浙江科学技术出版社,2003:655.

　　《金匮要略》原文阐释了黄土汤的组方、主治与煎服方法，未见其对病机和方义的分析。清代医家归纳总结本方主治病的病机，并据此对本方的主治病症有所扩展。如徐彬在《金匮要略论注》中提出其病机"是内寒不能温脾，脾元不足，不能统血"[1]；尤怡的《金匮要略心典》中记载"先便后血者由脾虚气寒，失其统御之权，而血为之不守也"[2]；唐宗海的《血证论》中亦有"先便后血，乃脾气不摄，故便行气下泄，而血因随之以下"[3]的记载。黄元御和庆恕则基于五行理论解释其病机。黄元御在《长沙药解》中提出："治先便后血，以水寒土湿，乙木郁陷而生风，疏泄不藏，以致便血……下血之证，固缘风木之陷泄，而木陷之根，全因脾胃之湿寒。"[4]他认为肾水易寒，脾土易湿。在五行上，肝木生于肾水而长于脾土，水土温和则木静风恬，水寒土湿则致木郁，木郁生风，肝疏泄失常，以致出现各种血证。其后，庆恕在《医学摘粹》中亦有类似观点："如血脱于下，而为便血者，缘水土寒湿，木郁风动，以黄土汤主之。"[5]综上，清代医家多认为黄土汤证的病机总属脾阳虚统血失常，在此认知基础上对黄土汤的主治病症有所拓展。如张璐的《张氏医通》记载"并主产后下痢"[6]，陈其端的《本草撮要》记载"治妇人血崩及血衄诸血病"[7]，民国时期罗振湘的《治痢南针》则将其拓展到治疗"痢疾有虚症，下血黯黑，脉迟，手足冷，或休息痢时止时发者"[8]。

　　清代医家对黄土汤方义的阐述可分为三种。其一，黄土汤药物配伍有"燥土暖水，升达木气"之效。《四圣心源》之桂枝黄土汤中有注解："仲景黄土汤，术、甘、附子，培土温寒，胶、地、黄芩，清风泻火，相火。"[9]黄土汤中白术、甘草、附子暖肾燥脾，阿胶、干地黄、黄芩解决风动火发之弊，并加入一味桂枝调达木郁。黄元御《长沙药解》评黄土汤："用之治便后下血，君黄土以收血脱，地黄、阿胶，清风木之疏泄也。"[10]其二，温燥与益阴并用，注重刚柔相济之法。吴鞠通认为黄土汤"刚药健脾而渗湿，柔药保肝肾之阴，而补丧失之血"[11]，配伍刚柔相济，对后世影响颇深。汪艺香《汪艺香先生医案》记载："用黄土汤一法，补少阴之火，生太阴之土，抑且恐温药性烈，内有生地以益阴，阿胶以养营，冀其刚柔相济，火土合德，统摄有权，则血自归

[1] 徐彬. 金匮要略论注 [M]. 长沙：湖南科学技术出版社，2014:612.

[2] 尤怡. 金匮要略心典 [M]. 上海：上海人民出版社，1975:121.

[3] 唐宗海. 血证论 [M]. 北京：人民卫生出版社，1990:141-142.

[4] 孙洽熙. 黄元御医学全书 [M]. 北京：中国中医药出版社，1996:895.

[5] 庆云阁. 医学摘粹 [M]. 彭静山，点校. 上海：上海科学技术出版社，1983:141.

[6] 张璐. 张氏医通 [M]. 北京：人民卫生出版社，2006:737.

[7] 陈蕙亭. 本草撮要 [M]// 裘吉生. 珍本医书集成. 上海：上海科学技术出版社，1985:108.

[8] 罗振湘. 治痢南针 [M]. 长沙：长沙书局，1932:42.

[9] 孙洽熙. 黄元御医学全书 [M]. 北京：中国中医药出版社，1996:724.

[10] 孙洽熙. 黄元御医学全书 [M]. 北京：中国中医药出版社，1996:888.

[11] 吴瑭. 温病条辨 [M]. 张志斌，校点. 福州：福建科学技术出版社，2010:124.

经矣。"[1]汪氏认为方中阿胶与生地可缓和温燥药刚烈之性。《金匮要略心典》记载："黄土温燥入脾，合白术、附子以复健行之气，阿胶、生地黄、甘草以益脱竭之血，而又虑辛温之品，转为血病之厉，故又以黄芩之苦寒，防其太过，所谓有制之师也。"[2]其指出此方行气、补血、凉血三类药并用，相得益彰，共奏补血之效。其三，黄土温燥入脾，在方中作为君药，能除脾土寒湿。张秉成《本草便读》记载黄土："即灶心土，须对釜脐下经火久炼而成形者。具土之质，得火之性，化柔为刚。味兼辛、苦，其功专入脾胃，有扶阳退阴、散结除邪之意。凡诸血病，由脾胃阳虚而不能统摄者，皆可用之。"[3]黄光霁的《本草衍句》指出黄土"温中和脾，止吐衄崩带"[4]。

（五）药物基原与炮制

历代医籍对黄土汤药物炮制方法的记载较少。笔者在梳理黄土汤药物炮制方式的历代演变、比较各炮制方法对于药物性味影响的基础之上，结合历代方书中所载黄土汤的炮制方式以及处方中药物的性味功效，提出可行的药物炮制思路。

1. 黄土

黄土别名伏龙肝、灶中黄土、灶下黄土等，始载于南朝陶弘景的《名医别录》，位列下品，其"味辛，微温，主治妇人崩中，吐下血，止咳逆，止血，消痈肿毒气"[5]。《雷公炮炙论通解》记载了黄土研细水飞的炮制方法："凡修事，取得后，细研，以滑石水飞过两遍，令干，用熟绢裹，却取子时，安于旧额内一伏时，重研了用。"[6]宋代黄土出现了更多的炮制方法，如《太平圣惠方》记载了净制法："伏龙肝半斤，以水五大盏浸滤取汁。"[7]《太平惠民和剂局方》记载了煅制法："凡使，先火烧赤，研细水飞过，方入药用。如急用，只烧过，研使亦得。"[8]王衮所著《博济方》记载了炒制法："于锅灶直下去取赤土，炒令烟尽用。"[9]明代陈嘉谟的《本草蒙筌》记载："醋调或蒜捣泥，涂消痈肿毒气。"[10]但这些制法较为少见，研细水飞仍是黄土的主要炮制法。现代使用黄土时建议采用《雷公炮炙论》所载的研细水飞法。

[1] 汪艺香. 汪艺香先生医案 [M]. 张国铎, 点校. 上海：上海科学技术出版社, 2004:155.

[2] 尤怡. 金匮要略心典 [M]. 上海：上海人民出版社, 1975:121.

[3] 张秉成. 本草便读 [M]. 太原：山西科学技术出版社, 2015:156.

[4] 裘庆元. 三三医书：第 1 集 [M]. 田思胜, 校. 北京：中国中医药出版社, 1998:655.

[5] 陶弘景. 名医别录（辑校本）[M]. 尚志钧, 辑校. 北京：中国中医药出版社, 2013:178.

[6] 顿宝生, 王盛民. 雷公炮炙论通解 [M]. 西安：三秦出版社, 2001:35.

[7] 王怀隐. 太平圣惠方 [M]. 北京：人民卫生出版社, 1958:164.

[8] 太平惠民和剂局. 太平惠民和剂局方 [M]. 北京：人民卫生出版社, 1985:421.

[9] 王衮. 博济方 [M]. 王振国, 宋咏梅, 点校. 上海：上海科学技术出版社, 2003:141.

[10] 陈嘉谟. 本草蒙筌 [M]. 北京：人民卫生出版社, 1988:364.

2. 甘草

甘草为豆科植物甘草 *Glycyrrhiza uralensis* Fisch.、胀果甘草 *Glycyrrhiza inflata* Bat. 或光果甘草 *Glycyrrhiza glabra* L. 的干燥根和根茎。甘草始载于东汉末年的《神农本草经》，位列上品，云："味甘，平，无毒。治五脏六腑寒热邪气。坚筋骨，长肌肉。倍力，金疮，尰，解毒。久服轻身，延年。生川谷。"[1]《伤寒论》和《金匮要略》中的甘草以生用和炙用为主，生用泻火解毒，炙用温胃和中。邓珍本中未明确甘草是生用还是炙用，而吴迁本则指明"甘草炙"[2]。后世医家在使用黄土汤时，常常使用炙甘草，本文的统计数据中，有19条数据明确记载甘草应"炙"。《金匮玉函经》中出现将甘草"炙焦为末"[3]，是关于甘草炮制法的最早记载。此方法属于火制，是甘草炮制最为经典的方法，后世炮制法在此基础上不断丰富，并有关于炮制颜色程度的记载。南北朝时期出现了酒酥制；唐代《千金翼方》出现了蜜炙[4]。宋代以后，炮制法不断扩展完善，出现炭制、醋制、浆水制、胆汁制等。明清以后，甘草的大部分炮制方法逐渐消亡，但蜜炙法得以保存并流传下来，成为甘草最主要的炮制方法。现代使用甘草时推荐炙甘草，《中国药典》记载其炮制方法为"取甘草片，照蜜炙法（通则0213）炒至黄色至深黄色，不粘手时取出，晾凉"[5]。

3. 干地黄

地黄为玄参科植物地黄 *Rehmannia glutinosa* Libosch. 的新鲜或干燥块根，前者习称"鲜地黄"，后者习称"生地黄"。张仲景时期的地黄有干地黄、生地黄之分。《神农本草经》记载："干地黄一名地髓，味甘，寒，无毒。治折跌绝筋，伤中。逐血痹，填骨髓，长肌肉。作汤，除寒热、积聚。除痹。生者，尤良。"[6]汤菲菲等在《地黄品名与炮制方法考》中通过考证和推理，提出了观点："生地黄应指鲜品，含水充足，质量偏大，故以斤为单位，干地黄为干品，质量减轻，故以两为单位。因此，张仲景时期的生地黄即为鲜地黄，干地黄即现代所称的生地黄。"[7]郑文杰在《地黄本草文化研究》中亦提出类似观点："干地黄……相当于2015版药典的生地黄""生地黄……无疑是现在的鲜地黄"[8]。因此结合以上观点，并对比2020年版《中国药典》中的地黄相关记载，可认为张仲景时期的干地黄应等同于现在所用的生地黄。《金匮要略》最

[1] 马继兴. 神农本草经辑注 [M]. 北京：人民卫生出版社,1995:48.

[2] 张仲景. 金匮要略 [M]. 柳长华，主编. 北京：北京科学技术出版社,2016:54.

[3] 张仲景. 金匮玉函经 [M]. 北京：人民卫生出版社,1955:108.

[4] 孙思邈. 千金翼方 [M]. 北京：人民卫生出版社,1955:244.

[5] 国家药典委员会. 中华人民共和国药典:2020年版　一部 [M]. 北京：中国医药科技出版社,2020:89.

[6] 马继兴. 神农本草经辑注 [M]. 北京：人民卫生出版社,1995:49-50.

[7] 汤菲菲，王雪茜，连雅君，等. 地黄品名与炮制方法考 [J]. 中华中医药杂志,2021,36(4):1966-1968.

[8] 郑文杰. 地黄本草文化研究 [D]. 济南：山东中医药大学,2020:9-10.

早记载了地黄的蒸制法:"生地黄二斤,㕮咀,蒸之如斗米饭。"[1]后世出现加简单辅料共制法,如酒制法、醋制法,以及加药物共制法,如黄连制、红花制,但蒸制法仍为地黄的主流制法并沿用至今。所以黄土汤中的干地黄就是现代所说的生地黄,炮制方法可参考《中国药典》的蒸制法:"除去杂质,洗净,闷润,切厚片,干燥。"[2]

4. 白术

白术为菊科植物白术 *Atractylodes macrocephala* Koidz. 的干燥根茎。原名术,最早见于《神农本草经》[3],但书中仅言术,无白术与苍术之分。《伤寒论》方中皆用白术,陶弘景在《本草经集注》中首先提出"术乃有两种:白术叶大有毛而作桠,根甜而少膏,可作丸散用;赤术叶细无桠,根小苦而多膏,可作煎用"[4]。此后人多贵白术。白术最早的炮制法为唐代孙思邈在《备急千金要方》治心虚寒方中记载的"白术切"[5],随后出现了"熬""土炒""酒制"等方法。宋元时期,出现了白术与诸多辅料的共制法,如元代朱丹溪的《丹溪心法》载有白术"一分用黄芪同炒,一分用石斛同炒,一分用牡蛎同炒,一分用麸皮同炒"[6]。元明清时期,火制法得到了继承和发展,炮制程度得到细化,炮制辅料丰富。现代白术的主要用法有生白术、炒白术、焦白术、土炒白术等,其中土炒白术健脾之功效最佳。《中国药典》使用的白术炮制法:"除去杂质,洗净,润透,切厚片,干燥。"[7]结合明清时期诸位医家认为白术在黄土汤中起到健脾之气的作用,故推荐本方中白术采用土炒法,具体炮制方法可参考《中药大辞典》:"取伏龙肝细粉,置锅内炒热,加入白术片,炒至外面挂有土色时取出,筛去泥土,放凉(每白术片 100 斤,用伏龙肝粉 20 斤)。"[8]

5. 附子

附子为毛茛科植物乌头 *Aconitum carmichaelii* Debx. 的子根的加工品。此药首载于《神农本草经》,列为下品,云:"味辛,温,有大毒。治风寒,咳逆,邪气,温中,金疮,破癥坚,积聚,血瘕,寒湿痿躄,拘挛,膝痛,不能行步。"[9]可生用或炮用,但因其辛温有毒,故从其作为药物使用开始就存在炮制。《金匮玉函经》记载"皆去黑皮,刀判取里白者"[10],是附子切制法已知的最早记载。《伤寒论》中注明附子有"生

[1] 何任 . 金匮要略校注 [M]. 北京 : 人民卫生出版社 ,1990:48.

[2] 国家药典委员会 . 中华人民共和国药典 :2020 年版 一部 [M]. 北京 : 中国医药科技出版社 ,2020:130.

[3] 马继兴 . 神农本草经辑注 [M]. 北京 : 人民卫生出版社 ,1995:51-52.

[4] 陶弘景 . 本草经集注(辑校本)[M]. 尚志钧 , 尚元胜 , 辑校 . 北京 : 人民卫生出版社 ,1994:197.

[5] 孙思邈 . 备急千金要方 [M]. 北京 : 人民卫生出版社 ,1955:162.

[6] 田思胜 , 高巧林 , 刘建青 . 朱丹溪医学全书 [M]. 北京 : 中国中医药出版社 ,2006:153.

[7] 国家药典委员会 . 中华人民共和国药典 :2020 年版 一部 [M]. 北京 : 中国医药科技出版社 ,2020:108.

[8] 江苏新医学院 . 中药大辞典 : 上册 [M]. 上海 : 上海人民出版社 ,1977:672.

[9] 马继兴 . 神农本草经辑注 [M]. 北京 : 人民卫生出版社 ,1995:330.

[10] 张仲景 . 金匮玉函经 [M]. 北京 : 人民卫生出版社 ,1955:86.

用"和"炮用"[1]两种用法,黄土汤采用炮附子,可见张仲景时期有生附子、熟附子之分,但未载明具体炮制方法。《本草经集注》最早载明了附子的具体炮制方法,"用天雄、附子、乌头、乌喙、侧子,皆煻灰火炮炙,令微坼,削去黑皮乃秤之"[2]。从唐代到清代,炮制附子的辅料种类不断丰富,如唐代用蜂蜜,宋代用生姜、黄连,明代用米泔水、蛤粉,清代用胆巴水等。许多炮制方法在现代已被摒弃,保留的有泥附子、白附片、黑顺片、盐附子、淡附片、炮附片等。现代使用黄土汤时应遵从经方原貌,采用炮附子,具体可采用《中国药典》炮制法:"取附片,照炒法(通则 0213)用砂烫至鼓起并微变色。"[3]

6. 阿胶

阿胶为马科动物驴 Equus asinus L. 的干燥皮或鲜皮经煎煮、浓缩制成的固体胶。此药始载于《神农本草经》[4],被列为上品,但未明确原料。《名医别录》载其"生东平郡,煮驴皮作之,出东阿"[5]。阿胶炮制法最早见于《金匮要略》的鳖甲煎丸中,"阿胶三分,炙"[6]。唐宋时期出现加辅料炒制阿胶的炮制法,如蛤粉炒、糯米炒、麸炒等,元明清时期炒制的辅料品种不断丰富。黄土汤中未标明阿胶的炮制方法,现代使用建议采用最为常用的炒制法——蛤粉炒,具体可参考 2020 年版《中国药典》中"阿胶珠"的炮制法:"取阿胶,烘软,切成 1cm 左右的丁,照炒法(通则 0213)用蛤粉烫至成珠,内无溏心时,取出,筛去蛤粉,放凉。"[7]

7. 黄芩

黄芩为唇形科植物黄芩 Scutellaria baicalensis Georgi 的干燥根。黄芩始载于《神农本草经》,被列为中品,云:"味苦,平,无毒。治诸热,黄疸,肠澼,泄利,逐水,下血闭,恶疮,疽蚀,火疡。生川谷。"[8]唐代始出现简单炮制方法,如唐代王焘《外台秘要》中柴胡加芒硝汤记载了"黄芩一两切"[9]。宋代炮制理论和技术逐渐发展,将多种辅料应用于炮制过程中,出现酒制、麸制、醋制、药汁制等;同时出现了更多的净制方法,例如去蒂、去皮、去芦等。明清时期出现了对炒制火候的程度的要求。现代主要保留的黄芩炮制品有生黄芩、酒黄芩、炒黄芩、黄芩炭。《中国药典》中黄芩的使用方法:"除去杂质,置沸水中煮 10 分钟,取出,闷透,切薄片,干燥;或蒸

[1] 张仲景. 伤寒论 [M]. 张永泰,李秋贵,整理. 北京:中国中医药出版社,2022:44.

[2] 陶弘景. 本草经集注(辑校本)[M]. 尚志钧,尚元胜,辑校. 北京:人民卫生出版社,1994:48.

[3] 国家药典委员会. 中华人民共和国药典:2020 年版　一部 [M]. 北京:中国医药科技出版社,2020:201.

[4] 马继兴. 神农本草经辑注 [M]. 北京:人民卫生出版社,1995:178.

[5] 陶弘景. 名医别录(辑校本)[M]. 尚志钧,辑校. 北京:中国中医药出版社,2013:64-65.

[6] 何任. 金匮要略校注 [M]. 北京:人民卫生出版社,1990:38.

[7] 国家药典委员会. 中华人民共和国药典:2020 年版　一部 [M]. 北京:中国医药科技出版社,2020:198.

[8] 马继兴. 神农本草经辑注 [M]. 北京:人民卫生出版社,1995:215.

[9] 王焘. 外台秘要方 [M]. 高文铸,校注. 北京:华夏出版社,1993:6.

半小时，取出，切薄片，干燥（注意避免暴晒）。"[1] 根据《〈炮炙大法〉释义》记载，黄芩炭多用于吐血衄血[2]，故推荐黄土汤中的黄芩取其炭用，具体炮制方法可参照《中药大辞典》："取黄芩片用武火炒至表面焦褐色、边缘带黑色为度，但须存性，喷淋清水，取出，晒干。"[3]

（六）煎煮与服用方法

《金匮要略》记载黄土汤的煎制法和服法为"上七味，以水八升，煮取三升，分温二服"。结合《中国科学技术史·度量衡卷》[4]可知，汉代一升为今200.00mL，原方加水八升为1600.00mL，煎煮1次，煮取三升为600.00mL，除去药渣，分成2次服用。需注意的是，本研究筛选得到的有效数据中，有7条记载了煎煮黄土需"绵裹"。《伤寒论研究大辞典》中指出绵裹属于煎药方法："指用纱布将药物包裹后入煎……以其质地坚硬，不捣碎，则有效成分不易较完全地煎出；而捣碎后若不'绵裹'，则煎煮过程中，药粉或易于浮于水面，或药渣易于混于药液中，不便澄清和滤出，故并用'碎、绵裹'方法。"[5] 在剂型方面，黄土汤主要有散剂、汤剂两种。散剂的应用可追溯到先秦时期，其具有制作成本低、节约资源等优点，在宋代得到广泛应用。明清以后，由于散剂煎煮后易糊、汤液浑浊等缺点的暴露，其应用逐渐减少，呈现出散剂、汤剂混用的特点。历代对本方的应用以汤剂为主，现代黄土汤的剂型推荐使用汤剂。原方记载的服用方法为每日分温二服，后世医籍所载每日服用次数各有不同，具体见表1-7。黄土汤主治血证，多为急症重症，故后世医家多采用分温三服，而现代一般服法为每日二服。

表1-7 黄土汤服用方法

朝代/国家	出处	服用方法
晋	《小品方》[6]	分三服
唐	《备急千金要方》[7]	分三服
	《千金翼方》[8]	分温三服
	《外台秘要》[9]	分三服

[1] 国家药典委员会.中华人民共和国药典:2020年版 一部[M].北京:中国医药科技出版社,2020:314-315.
[2] 张志国,黄开颜.《炮炙大法》释义[M].太原:山西科学出版社,2009:78.
[3] 江苏新医学院.中药大辞典:下册[M].上海:上海人民出版社,1977:2019.
[4] 丘光明,丘隆,杨平.中国科学技术史:度量衡卷[M].北京:科学出版社,2001:447.
[5] 傅延龄.伤寒论研究大辞典[M].济南:山东科学技术出版社,1994:241.
[6] 陈延之.小品方[M].高文铸,辑校注释.北京:中国中医药出版社,1995:94.
[7] 孙思邈.备急千金要方[M].北京:人民卫生出版社,1955:222.
[8] 孙思邈.千金翼方[M].北京:人民卫生出版社,1955:207.
[9] 王焘.外台秘要方[M].高文铸,校注.北京:华夏出版社,1993:25.

续表

朝代/国家	出处	服用方法
宋	《鸡峰普济方》[1]	食后温服
明	《普济方》[2]	分三服
清	《经方例释》[3]	分温三服
	《金匮要略广注》[4]	分温三服
	《金匮玉函经二注》[5]	分温三服
	《金匮悬解》[6]	分温三服
	《张氏医通》[7]	日再服
	《兰台轨范》[8]	分温三服
	《不居集》[9]	作三服
	《金匮翼》[10]	分温三服
	《吴鞠通医案》[11]	分三次服
	《金匮方歌括》[12]	分温三服
日本	《医心方》[13]	分三服

三、小结

黄土汤出自东汉张仲景《金匮要略》，与伏龙肝汤、伏龙肝散等为异名同方；历代对其功效主治、基本方义无太大分歧，并根据其所主病症脾阳虚统血失常的基本病机，拓展了其主治病症，应用到妇科如胎阻下血、产后下痢、崩漏，内科如小便下血、休息痢等血溢类病症中。仲景原文中黄土剂量为110.00g，甘草、干地黄、白术、附子、阿胶、黄芩剂量为41.25g，历代医家在应用时调整药物用量，除"黄土半升""黄土如鸡子大"无法明确具体用量外，大致可认为药物用量呈下降趋势。此外，

[1] 张锐.鸡峰普济方[M].上海：上海科学技术出版社,1987:87.

[2] 朱橚.普济方：第3册[M].北京：人民卫生出版社,1982:1258.

[3] 莫枚士.经方例释[M].张印生,韩学杰,校注.北京：中国中医药出版社,1996:90-91.

[4] 李彣.金匮要略广注[M].2版.北京：中国中医药出版社,2007:185.

[5] 赵以德.金匮玉函经二注[M].周扬俊,补注.北京：人民卫生出版社,1990:275.

[6] 孙洽熙.黄元御医学全书[M].北京：中国中医药出版社,1996:555.

[7] 张璐.张氏医通[M].北京：人民卫生出版社,2006:737.

[8] 刘洋.徐灵胎医学全书[M].北京：中国中医药出版社,1999:298.

[9] 吴澄.不居集[M].达美君,王荣根,孙炜华,等校注.北京：中国中医药出版社,2002:210.

[10] 尤怡.金匮翼[M].许有玲,校注.北京：中国中医药出版社,2005:66.

[11] 吴瑭.吴鞠通医案[M].上海：上海科学技术出版社,2010:120.

[12] 陈修园.金匮方歌括[M].陈竹友,校注.福州：福建科学技术出版社,1987:110.

[13] 丹波康赖.医心方[M].北京：人民卫生出版社,1955:272.

由于原方对药物炮制的要求不明确，在结合历代炮制技术和炮制方法对药物性味的影响的基础上，根据"遵从经典，符合药典"[1]的原则，认为黄土应研细后水飞，甘草需蜜炙，地黄需去杂质洗净、切厚片、干燥，白术需土炒，附子应炮制解毒，阿胶应制为阿胶珠，黄芩武火炒为黄芩炭。原文记载的煎服法为加水 1600.00mL，煎煮 1 次，煮取 600.00mL，除去药渣，分成 2 次服用，在煎煮过程中建议黄土包煎。黄土汤关键信息详见表 1-8。黄土汤在现代临床中仍然广泛使用，临床医家常化裁黄土汤并联合西医疗法治疗消化系统、生殖系统的出血类疾病。例如改良黄土汤联合奥美拉唑治疗急性上消化道出血[2]、加味黄土汤联合西药治疗无排卵型功能性子宫出血等[3]。

  本考证仍然存在诸如药物文献资源来源有限、欠缺药物剂量配比与病症之间的关联性分析等问题，有待于进一步丰富资料整理考证。

表 1-8 黄土汤关键信息表

基本信息			现代对应情况				
出处	处方、制法及用法	药味名称	基原及用药部位	炮制规格	折算计量	用法用量	功能主治
《金匮要略》（汉代张仲景）	甘草、干地黄、白术、附子（炮）、阿胶、黄芩各三两，灶心黄土半斤。七味，以水八升，煮取三升，分温二服	黄土	土灶灶底中心的焦土	研细水飞	24.00g	以水 1600.00mL，煎取 600.00mL，分2次早晚餐后温服。黄土包煎	【功效】温阳健脾，养血止血 【主治】脾阳虚统血失常。症见大便下血、吐血、衄血、小便下血、产后下痢、血崩、下血黯黑等
		甘草	豆科植物甘草 *Glycyrrhiza uralensis* Fisch.、胀果甘草 *Glycyrrhiza inflata* Bat. 或光果甘草 *Glycyrrhiza glabra* L. 的干燥根和根茎	炙甘草	9.00g		
		地黄	玄参科植物地黄 *Rehmannia glutinosa* Libosch. 的新鲜或干燥块根	蒸制	9.00g		
		白术	菊科植物白术 *Atractylodes macrocephala* Koidz. 的干燥根茎	土炒	9.00g		
		附子	毛茛科植物乌头 *Aconitum carmichaelii* Debx. 的子根的加工品	炮附子	9.00g		
		阿胶	马科动物驴 *Equus asinus* L. 的干燥皮或鲜皮经煎煮、浓缩制成的固体胶	蛤粉炒	9.00g		
		黄芩	唇形科植物黄芩 *Scutellaria baicalensis* Georgi 的干燥根	黄芩炭	9.00g		

[1] 李陆杰，陈仁寿. 经典名方中半夏剂量的考订与建议 [J]. 中国实验方剂学杂志, 2020,26(8):47-52.

[2] 李永静，彭雷，杨琼英，等. 改良黄土汤联合奥美拉唑钠治疗急性上消化道出血的临床观察 [J]. 中国中医急症, 2022,31(3):447-449.

[3] 李小华，陈卓. 加味黄土汤联合西药治疗无排卵型功能性子宫出血 110 例临床研究 [J]. 新中医, 2019,51(8):57-59.

第二节　基于CiteSpace的黄土汤研究热点及趋势分析

基于 CiteSpace 软件分析处理，得出黄土汤研究现状、研究热点及未来研究发展方向。系统检索中国知网（CNKI）数据库中有关黄土汤的中文文献，运用 CiteSpace 6.3.R1(64–bit)Basic 进行文献年度发文量、研究作者、研究机构、关键词等内容分析，绘制黄土汤经典名方研究的可视化图谱，并基于可视化分析及人工阅读进行解读。经过筛选最终纳入近二十年 99 篇有效中文文献。文献年度发文量总体展现出波动下降的趋势，总体数量相对较少，有关此方向研究热度较低；研究作者分析显示刘茜为发文频次最高作者；研究机构分析显示河南中医学院（现河南中医药大学）为发文量最多的研究机构，各机构间合作关系不甚紧密，以同地区中医药大学与其附属医院或者当地医药公司间展开的合作为主；关键词分析显示研究方向以临床应用、药理作用和经典名方的文献考究等方面为主。该研究为初步了解近二十年黄土汤研究现状、深入挖掘研究热点、探索未来研究发展方向提供参考。

黄土汤出自《金匮要略·惊悸吐衄下血胸满瘀血病脉证治第十六》，具有温阳健脾、养血止血之功效。原文记载："下血，先便后血，此远血也，黄土汤主之。黄土汤方亦主吐血，衄血。"组方：灶中黄土（半斤），干地黄、甘草、阿胶、黄芩、白术、附子（炮，各三两）。用法：上七味，以水八升，煮取三升，去滓，分温二服。此方在临床验案中多有应用，2019 年 11 月中华中医药学会委托中华中医药学会脾胃病分会进行脾胃系病常用经典名方遴选工作，最终遴选出 100 首脾胃系病常用经典名方并于 2022 年发表，2023 年再次修订发布《脾胃系病常用经典名方专家共识》，黄土汤被列入其中。因此，本文通过运用 CiteSpace 软件分析处理，对文献年度发文量、研究作者、研究机构、关键词几方面内容进行分析，绘制知识图谱，展开可视化分析，充分展现黄土汤近二十年的研究现状、研究热点，并为未来研究发展方向提供参考。

一、资料与方法

（一）数据采集

本研究采集的文献为收录入中文文献检索中国知网（CNKI）数据库中有关黄土汤在医学研究领域的期刊论文文献。检索策略采用关键词或篇名为"黄土汤"，检索时间设定为 2004 年 1 月 1 日至 2024 年 4 月 30 日，共检索出文献 116 篇，经过筛选排除重复发表的文献、与主题无关的文献、会议摘要、报纸、消息及文学性作品等，最终纳入有效文献共 99 篇。

（二）研究方法

将纳入的中文文献题录以 CNKI 中的 "Refworks" 的格式导出。以 "download_**. txt" 命名后选择 CiteSpace 软件进行格式转换，处理分析。相关设置如下：时间分区（Time Slicing）设置为 2004—2024 年；对关键词选择 Pathfinder，Pruning sliced networks，Pruning the merged network 图谱修剪算法进行修剪，使图谱更加清晰；其余设置为默认设置。

（三）数据可视化

在已设置好的参数条件下，对纳入的 99 篇黄土汤中文文献进行年度发文情况分析、作者合作网络分析及机构合作网络分析，进行关键词的共现分析、聚类分析及突现分析，并绘制黄土汤研究进展的可视化图谱。基于软件处理后的图谱展示以及人工阅读文献，对图谱反映出的信息进行进一步分析总结。

二、结果与分析

（一）年度发文量

年度发文量能够较为直观地体现出该年度有关此方向的研究的热度。从结果中可以看出，近二十年的黄土汤研究文献发文量总体数量较少且呈现波动下降的态势，总体无明显分段，说明近二十年对于黄土汤的相关研究热度相对较低。

扫一扫，了解更多信息
（年度发文量）

（二）作者合作可视化

在生成的 CiteSpace 可视化图谱中，节点的大小反映出作者发文量的多少，节点之间的连线表示合作关系，连线的粗细反映出合作的紧密程度或合作发表论文的数量。结果显示，对于黄土汤的经典名方研究，各作者间的合作整体较为分散，合作关系不紧密，范围较小。2006 年，刘茜发表了 1 篇关于黄土汤的研究文章，后在 2009 年又发表 3 篇文章，是近二十年发文量最多的作者（表 1–9）。刘茜对黄土汤的临床应用进行了全面的探讨，详细分析了其中各类药物的作用机制，特别是深入研究了黄芩在黄土汤中的功效。她通过系统地总结和分析各位医家的医案，肯定了黄土汤在治疗胃及十二指肠溃疡出血、崩漏、咯血、呕吐、腹泻等疾病方面的显著疗效，而且指出黄土汤的应用已经超越了传统上仅限于治疗远血的范畴[1]，并进行黄土汤与柏叶汤等相

---

[1] 刘茜 . 黄土汤临床应用概况 [J]. 实用中医药杂志 ,2006,22(2):126-127.

关类方在药物组成上的比较研究[1]，分析它们的异同点。2018年，罗云发表了1篇文章，后又在2022年有2篇文章发表，罗云的研究为改良黄土汤联合西医疗法治疗急性上消化道出血患者的临床观察[2]及理化分析研究[3]，其研究主要聚焦在联合奥美拉唑治疗的临床对比分析上[4]。

表1-9 黄土汤研究文献发文量≥2篇的作者

频次	名称
4	刘茜
3	罗云
3	王颖
2	王付
2	冯其海
2	高智凤

扫一扫，了解更多信息
（作者合作图）

（三）研究机构可视化

以中国知网（CNKI）数据库为基础对机构合作网络图谱进行分析，展现出115个节点、44条连线。机构节点与机构名称的大小代表该机构发文量的多少，节点间的连线代表机构之间有合作发文。图谱密度展现出机构间合作关系的紧密程度，由结果可见图谱密度（Density）为0.0067，且图中连线较为稀疏，展现出各机构间合作关系并不紧密。相互合作的机构以同地区内中医药大学[5]与其附属医院[6]或当地医药公司为主。

扫一扫，了解更多信息
（机构合作图）

（四）关键词共现和聚类分析

关键词反映出该研究领域的热点方向。对关键词共现图谱进行分析，可以帮助研究者快速了解研究主题，掌握当下研究进展。由关键

扫一扫，了解更多信息
（关键词共现图）

[1] 刘茜.黄土汤配伍意义之浅析[J].江西中医药,2009,40(2):16-17.

[2] 李永静,彭雷,杨琼英,等.改良黄土汤联合奥美拉唑钠治疗急性上消化道出血的临床观察[J].中国中医急症,2022,31(3):447-449.

[3] 范才波,谢志翔,张训兵,等.改良黄土汤联合西医治疗对老年PUB患者外周血GAS、IL-6和DAO水平的影响研究[J].重庆医学,2018,47(25):3266-3268.

[4] 任小军,罗云.改良黄土汤联合奥美拉唑钠治疗急性非静脉曲张性上消化道出血55例[J].湖南中医杂志,2022,38(12):9-12.

[5] 苑述刚.黄土汤新用3则[J].成都中医药大学学报,2005,28(4):31,33.

[6] 张河敏,刘馨,席子怡,等.黄土汤治疗危重症应激性溃疡消化道出血的临证经验[J].中日友好医院学报,2023,37(6):361-362,365.

词共现图谱得出频次 ≥ 2 的关键词有 31 个，详见表 1-10。图谱反映了研究涉及主要内容包括：临床应用、药理作用和经典名方的文献考究等。

表 1-10　黄土汤研究文献频次 ≥ 2 的关键词

关键词	频次	关键词	频次
黄土汤	62	桃花汤	2
经方	7	白头翁汤	2
出血	6	老年	2
血证	5	中药	2
验案	4	吐血	2
便血	4	柏叶汤	2
奥美拉唑	4	衄血	2
医案	3	失笑散	2
崩漏	3	泻心汤	2
配伍意义	3	王付	2
临床经验	3	理中丸	2
结肠炎	2	温经汤	2
金匮要略	2	脾肾阳虚	2
黄芩	2	胃肠激素	2
临床应用	2	炎症因子	2
张仲景	2		

在共现图谱的前提下，采用对数似然比（Log Likelihood Ratio，LLR）算法对关键词进行提取分类，结果显示模块值 Q=0.7888，平均轮廓值 S=0.965，可以认为该聚类高效且合理。选择展示前 8 个类别，内容主要为黄土汤的临床应用以及中医辨证与证候、中药。从文献关键词的聚类标签表（表 1-11）中也不难发现，发表的文献研究中的中西医关键词，如溃疡性结肠炎[1]、胃肠激素、炎症因子[2-3] 等，逐渐增多，反映出在黄土汤研究方面中西医结合的比例逐渐增大。

扫一扫，了解更多信息
（关键词聚类图）

扫一扫，了解更多信息
（关键词聚类时间线图）

[1] 胡丽霞，张磊昌，刘巧.黄土汤灌肠对脾肾阳虚型溃疡性结肠炎大鼠的影响[J].时珍国医国药,2021,32(8):1829-1832.

[2] 刘凤珍.黄土汤联合西医疗法对脾胃虚寒型消化性溃疡出血患者炎症因子及胃肠激素水平的影响[J].临床医学研究与实践,2021,6(22):141-143.

[3] 李海珍.黄土汤联合泮托拉唑对老年消化性溃疡合并上消化道出血患者凝血功能及炎性因子的影响[J].中国冶金工业医学杂志,2023,40(2):200-201.

表 1-11 黄土汤研究文献关键词聚类标签

聚类号	标签Ⅰ（LSI）	标签Ⅱ（LLR）	标签Ⅲ（MI）
#0	溃疡性结肠炎；急性上消化道出血；培土生金	溃疡性结肠炎；黄土汤；经方；配伍意义；脾肾阳虚；黄芩	灶心土；急性上消化道出血；培土生金；APC
#1	血证	血证；便血；临床经验；四圣心源；仙露汤	临床经验；四圣心源；仙露汤；吐血
#2	经方	经方；方证辨证；何庆勇；李发枝；重剂黄土	方证辨证；何庆勇；李发枝；重剂黄土
#3	阿胶	温经汤；崩漏；芎归胶艾汤；妇科；黄连阿胶汤	崩漏；芎归胶艾汤；妇科；黄连阿胶汤
#4	理中丸	理中丸；慢性病；白术；白头翁汤；附子汤	慢性病；白术；白头翁汤；附子汤；乌梅
#5	中西医结合	灌肠疗法；消化性溃疡出血；胃肠激素；前列腺穿刺活检术；疼痛	灌肠疗法；消化性溃疡出血；胃肠激素；前列腺穿刺活检术
#6	过敏性紫癜	过敏性紫癜；肌衄；葡萄；斑毒；心理干预	过敏性紫癜；肌衄；葡萄；斑毒；心理
#7	失笑散	失笑散；四君子汤；独参汤；六君子汤；晚期胃癌	失笑散；四君子汤；独参汤；六君子汤
#8	验案	验案；咯血；肺癌；阳虚毒聚；黄土汤	黄土汤；验案；咯血；肺癌；阳虚毒聚
#9	输血量	输血量；奥美拉唑；肝硬化上消化道出血；住院时间；黄土汤	黄土汤；输血量；奥美拉唑；肝硬化上消化道出血

黄土汤：黄土汤作为研究的主题，是文献中出现频次最高的关键词（62次），其在传统医学中的地位不言而喻。黄土汤是一首经典的中药方剂，主要用于治疗由脾胃虚弱引起的消化不良、出血、慢性腹泻等症状。脾主统血，脾阳不足，失去统摄之权，则血从上溢而吐衄，向下走而为便血、崩漏。脾气虚寒及阴血不足可致血色黯淡、四肢不温、面色萎黄、舌淡苔白、脉沉细无力等症状。方中灶心土即伏龙肝，其独特的药效不容忽视，灶心土性味辛温而涩，具有温中、收敛、止血之功效，是方中的君药。白术与附子，作为臣药，发挥温阳健脾的作用，旨在恢复脾胃的统摄功能。生地黄与阿胶，作为佐药，具有滋阴养血止血之功效，既补充了阴血的不足，又能够调和白术、附子的温燥之性，防止其伤血。同时，生地黄、阿胶、白术、附子的组合，避免了滋腻之物可能带来的脾胃滞碍。灶心土与臣药白术、附子，佐药生地、阿胶共同发挥治疗作用。方中还加入了苦寒之黄芩，其不仅具有止血之效，还能辅助制

约温热药物[1]，降低动血之风险，同样作为佐药。甘草乃是使药，调和诸药，同时有益气调中之功。整体而言，该方剂刚柔并济，既以温阳药物健脾，又以滋阴药物补血止血，诸药共用，最终形成了一剂温阳健脾、养血止血的良方[2]。

出血与失笑散：出血作为黄土汤适应证的临床常见症状，在文献中出现了6次，显示出其在医学研究中的重要性。表明在黄土汤的相关研究中，学者们对出血症状的治疗和案例分析是相当重视的。临床上将由于各种原因导致的血液不循常道或上出于口鼻诸窍、下溢于二阴或渗出于肌肤等出血性疾病统称为血证。这与黄土汤的主治相符。失笑散作为一种传统方剂，虽然出现频次不高（2次），但气血瘀滞所致出血，常用失笑散合丹参饮加减以活血止血[3]，可见其与出血症状的治疗有密切联系。

验案：验案是指在中医临床实践中，对具有典型意义的病例进行详细记录和分析，总结出治疗成功的经验和方法，是中医学理论与实践相结合的重要体现。黄土汤作为临床常用的治疗出血的经典方剂，有关其诊疗过程的临床医案[4-5]记录不胜枚举，一般为简单的病案记录或名医经验，对提高中医临床水平、传承中医经验具有重要意义。

经方：经方指的是历代医学家根据临床经验总结出来的方剂即经典方剂，作为中医学的核心概念，出现频次相对较高（7次），而方证辨证则是根据病人的具体症状来选择合适方剂的诊疗方法[6]。这两个概念的现代研究，主要集中在根据中医辨证，总结病因病机，并运用经典名方黄土汤治疗如特发性血小板减少性紫癜[5]等疾病，探寻经典名方的新应用。也可见临床疗效观察[7]，为证实经典名方确有其疗效提供数据支持。

金匮要略："金匮要略"作为中医经典《伤寒杂病论》的组成部分之一，在文献中出现了2次。《伤寒杂病论》详细记载了多种疾病的诊断和治疗方法，也提供了大量的经典名方，对后世医学影响深远，黄土汤乃是方出此处。现代研究者通过对《伤寒杂病论》的研究，深入地理解古代医学家的治疗思想和方剂应用[8]，考证确定古籍中具体内容所指，为中医临床精准辨证施治阐明了思路[9]，同时也可为现代医学提供宝贵

[1] 李敏，梁超. 再论黄土汤中黄芩的配伍意义 [J]. 实用中医内科杂志 ,2005,19(6):575.

[2] 刘铁龙. 黄土汤 [J]. 开卷有益 - 求医问药 ,2017(4):51.

[3] 李彦利. 辨证治疗血证体会 [J]. 河南中医 ,2010,30(5):468.

[4] 卢红治. 黄土汤临床验案三则 [J]. 浙江中医杂志 ,2010,45(7):527.

[5] 翟梦洋，王丹妮，郭会军，等. 李发枝运用经方合方治疗特发性血小板减少性紫癜经验 [J]. 中华中医药杂志 ,2024,39(1):216-219.

[6] 但文超，李安琪. 何庆勇运用黄土汤的经验 [J]. 环球中医药 ,2019,12(10):1577-1579.

[7] 莫小书. 经方黄土汤治疗糖尿病腹泻 32 例的疗效观察 [J]. 中医临床研究 ,2015,7(4):85-86.

[8] 靳玉秋，陈光顺，赵哲.《伤寒杂病论》中白术健脾功效探究 [J]. 中国民间疗法 ,2022,30(11):13-15.

[9] 赵春江，蔡辉，赵凌杰，等. 小议黄土汤 [J]. 四川中医 ,2015,33(7):17-19.

的参考。

其他关键词：桃花汤、白头翁汤与理中丸、血证、丹参饮等关键词虽然出现频次不高，但它们各自代表了不同的研究领域和方向。桃花汤为固涩剂，具有温中涩肠止痢之功效，主治虚寒血痢证；其主要症状为下痢日久不愈，便脓血，色暗不鲜，腹痛喜温喜按，小便不利，舌淡苔白，脉迟弱或微细。现代临床中常应用于治疗慢性细菌性痢疾、慢性阿米巴痢疾、慢性结肠炎、胃及十二指肠溃疡出血、功能失调性子宫出血等属阳虚阴盛、下焦不固者[1]。白头翁汤功效为清热解毒、凉血止痢，为治疗热毒深陷血分下痢的常用方，而理中丸温中祛寒，补气健脾，为温里之代表方剂，临床上三者均可用治慢性非特异性溃疡性结肠炎[2]，但所针对的病机证型不同，需辨证施用，其止血（便血）之效与黄土汤有所重合，并且同出于《伤寒杂病论》。血证方面主要是针对出血类疾病如肺癌咯血[3]的治疗；丹参饮方面则是运用活血止血之法，配伍加减治疗气血瘀滞所致的出血诸证[4]。这些关键词的出现，反映了中医学研究的广泛性和深入性。

（五）关键词突现分析

关键词体现的是文章的主题，是对文章核心的概括，科学地分析关键词的突现情况，可以展示出一定时间内出现频率最高的某项关键词，这恰恰是这段时间内研究的热点和趋势，能为后续研究的发展方向提供思路。在黄土汤研究中文文献关键词突现分析图中，"Begin""End""Strength"分别代表的是对应的关键词突现开始的时间、结束的时间和突现的强度，关键词的突现强度数值越大，则反映出该关键词的影响力越大。

扫一扫，了解更多信息
（关键词突现图）

临床验案：2004—2012 年的关键词为医案，主要是以医案的方式对应用到黄土汤的临床案例进行记录分析[5]。2008—2021 年的关键词包含出血[6]、临床经验[7]，显示出黄土汤在临床应用方面比较成熟但仍可拓展。

典籍研究：2005—2006 年的关键词为金匮要略，虽然突现时间较短，但拥有最大的突现强度，表明在这段时间内，对黄土汤的研究方向集中在经典研习上。2009—2019 年的关键词为经方，也有较大的突现强度，说明对于涉及黄土汤的经典文献的研究已经比较广泛。其中还涉及黄土汤相关药物的配伍意义，表现出对黄土汤拓展应用

[1] 张传龙, 庞博. 桃花汤方证新辨与临床应用 [J]. 环球中医药, 2023,16(7):1412-1415.

[2] 郑彩华. 运用经方治疗慢性非特异性溃疡性结肠炎验案 4 则 [J]. 河北中医, 2013,35(1):67-68.

[3] 王平. 黄土汤治疗肺癌咯血验案举隅 [J]. 名医, 2020(12):317-318.

[4] 李彦利. 辨证治疗血证体会 [J]. 河南中医, 2010,30(5):468.

[5] 卢红治. 黄土汤临床验案三则 [J]. 浙江中医杂志, 2010,45(7):527.

[6] 陈文君, 王如洁, 陈滨海. 浅谈扶脾摄血法论治胃肠道肿瘤出血 [J]. 新中医, 2023,55(8):153-157.

[7] 李广庆. 联用温针疗法和黄土汤治疗脾肾阳虚型溃疡性结肠炎的效果研究 [J]. 当代医药论丛, 2017,15(9):141-143.

的探究。

理化分析：2017—2021 年的主要突现关键词有奥美拉唑，还囊括了炎症因子和胃肠激素，且均有较高的突现强度。这标示着在该时间段，对黄土汤的机理分析主要集中在消化道溃疡的治疗结果与过程，且主要集中于临床对比研究上[1-2]，在黄土汤疗效的生理病理具体机制的探究方面取得了较大的成果。

三、小结

（一）研究现状

研究机构：经典名方的研究相较其他项目，所涉及的研究面更广，且具有研究周期长、可聚焦方向众多、所得结果多样化等特点。对于经典名方的研究，我们的目光不应只局限在各自院系间的合作上，不同地区的中医学院校间应当加强沟通交流、促进学术合作，尽可能地发挥各自的独特优势，取长补短，共同挖掘经典名方中蕴藏着的无量的宝贵价值。打破地缘限制、通力合作，才能在中医现代化创新的研究上取得新的突破，让经典名方焕发出新的活力，真正做到让经典服务于人民。

作者：近二十年来，黄土汤的研究在这些作者的努力下取得了一定的进展。他们的合作和研究成果丰富了黄土汤的学术资料，未来的研究可以继续在此基础上，探索黄土汤在治疗不同疾病中的潜力，以及如何更好地将其融入现代医学体系中[3]。同时，这些作者的研究也能为黄土汤的标准化、规范化使用提供科学依据，如对其功效、主治、配伍（方论）、用法、服法、方剂分类等属性的描述[4]。然而，与机构间合作情况类似，作者间合作依然存在很显著的局限性，跨领域的作者合作难得一见。对于经典名方黄土汤的合作研究，日后可以多考虑跨领域、跨区域的作者间合作，增进交流，集思广益，充分挖掘经典名方的实用价值。

（二）研究热点

从关键词内容来看，研究还是主要围绕中医证候的深入探讨、中药的使用和临床应用[5]。从聚类时间轴图谱可以看出，学界对黄土汤各个方面开展的研究在 2004 年就已成为热点，且近二十年热度一直有所保持，尤其在 2015 年之后研究文献显著增多，

[1] 王啸，龙涛，张沛生，等.黄土汤治疗老年消化性溃疡合并上消化道出血的临床分析[J].实用心脑肺血管病杂志,2010,18(10):1509-1510.
[2] 李广庆.联用温针疗法和黄土汤治疗脾肾阳虚型溃疡性结肠炎的效果研究[J].当代医药论丛,2017,15(9):141-143.
[3] 李枝锦，吴平财.黄土汤化裁联合内镜下注射止血术治疗上消化道出血1例[J].江苏中医药,2018,50(9):54.
[4] 蒋馨，张丰华，沈涛."黄土汤"规范性表述研究初探[J].亚太传统医药,2017,13(3):3-5.
[5] 陈希.中药方剂黄土汤治疗肠易激综合征的临床观察[J].中国实用医药,2024,19(4):149-152.

说明黄土汤的相关研究持续开展并不断深入。研究内容的热点主要集中在黄土汤联合西药或特殊治法对特定疾病的治疗及经典名方的临床验案方面，其中联合治疗基本上均采用设置对照组的方法来验证疗效，临床验案则多以病历记录的形式出现。

（三）研究不足与展望

黄土汤经典名方的相关研究虽然已经取得了可观的成就，例如在利用经典名方进行新型治疗方法的探索方面成效明显，但依旧有许多可以继续探索的内容。

最为明显的便是黄土汤研究整体热度较低，近二十年来的文献总体数量较少且波动大，且机构间、作者间合作范围限制性强，几乎没有出现过跨区域合作的案例，在研究内容方面也存在着研究领域较为集中、发散性不甚强烈的问题。

在未来对于黄土汤的研究中，可以着眼于利用现有资源进行区域间的合作研究；同时也应积极探索新的研究方向、内容与途径，如黄土汤包含灶心土这一现代社会并不常见的药物，能否在原材料的替换、改进上进行深入探索，也可以考虑黄土汤成药的开发等。

（四）结论

本文运用文献计量学与科学计量法，应用 CiteSpace 软件初步分析了黄土汤研究文献的相关作者、机构、关键词等结构网络关系，绘制了黄土汤研究的可视化图谱，并进行了深入解读。本文通过对筛选后纳入的近二十年发表的 99 篇研究型文献进行知识图谱分析，较为明晰地呈现出相关研究领域的发展趋势和当前热点。研究显示黄土汤当下的研究集中在临床应用、药理作用及经典文献考究方面，且对黄土汤的机制分析主要集中在消化道溃疡等出血类疾病。黄土汤研究领域的不断扩大深入，对于其作用机制和临床疗效的探索研究在未来依旧是热点话题。本文通过可视化图谱的展现方式，更直观地展示出黄土汤的相关研究热点，为黄土汤的深入探索和未来选题提供参考。

第二章 小半夏汤

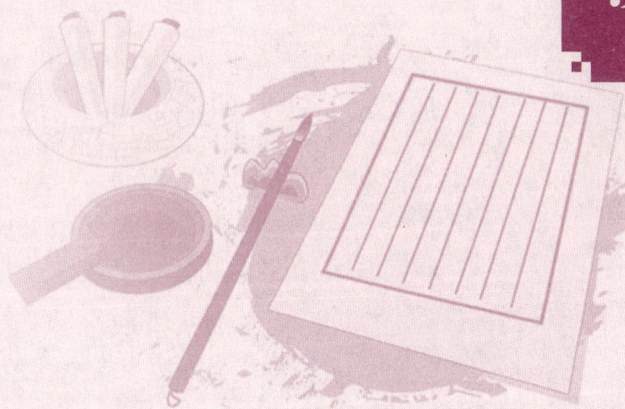

　　小半夏汤首载于《金匮要略》，由半夏和生姜 2 味药组成，具有降逆和胃、散饮化痰之功，主治痰饮呕吐诸证，后世化痰降逆、止呕方剂多由小半夏汤加味而来，故此方被称为"止呕之祖方"。本章系统梳理与考证小半夏汤相关的中医古籍文献，厘清小半夏汤的历史沿革与关键信息，并通过知识图谱的可视化分析，探究传统方剂小半夏汤在 2004—2024 年的主要研究热点及趋势，判断未来研究发展方向，同时对小半夏汤的现代临床应用、抗呕吐作用机制和网络药理学研究进行归纳、梳理，以期更好地服务于经典名方的开发研究与临床研究。

第一节　　小半夏汤的历史沿革与关键信息考证

　　小半夏汤，中外历代医家多用其治疗呕吐呃逆、咳喘痰多等病症，后世化痰降逆、止呕方剂多由小半夏汤加味而来，被誉为"止呕之祖方"[1]，为《脾胃系病常用经典名方专家共识（2023 年修订版）》所收录的第 75 首方剂，彰显了其极高的现代临床价值。截至目前，小半夏汤的研究主要聚焦于药理成分研究、作用机制分析、临床数据统计等方面，从文献层面考证其历史源流与应用经验的研究尚显不足。故本文基于中国东汉至民国时期，以及日本、朝鲜同时期的相关医籍文献，对小半夏汤的处方源流、药用剂量、功能主治、药物炮制、煎煮与服用方法等内容进行梳理和总结，以期裨益于经典名方小半夏汤的现代临床应用与文献研究。

　　本研究纳入有效数据共 404 条，涉及中国中医古籍 114 本，日本 23 本，朝鲜 1 本。中外历代医家对于其药物组成、基本方义、功用主治基本上无较大争议并有所发展，常作为基础方剂应用于临床治疗。剂量方面，其用量整体呈下降趋势，现代推荐每服剂量为半夏 7.50g，生姜 12.00g。小半夏汤主治呕吐病症，现代临床应用广泛，可用于消化科、肿瘤科、妇科等多种疾病，其病机总属痰饮内停，历代文献所载基本一致。炮制方面，半夏炮制从汤洗姜制法转变为矾制法，生姜炮制法无明显变化，为洗净后去皮、切片。煎煮、服用方法方面，原方为汤剂每日二服，后世医家

[1] 张科卫,蒋征,王茜茜,等.小半夏汤研究进展[J].中成药,2012,34(3):542-545.

汤剂、散剂皆有使用，每日服用次数亦各有不同，现代煎煮、服用方法为汤剂每日二服。本研究明确了小半夏汤关键信息，为小半夏汤现代临床应用与文献研究提供参考。

一、资料与方法

（一）文献数据来源

①查阅《中医方剂大辞典》中与"小半夏汤"相关条目；②检索《中华医典》等中医古籍数据库，以"小半夏汤"为关键词进行全文检索，并检索其不同剂型的方名"小半夏丸""小半夏散"，异名方剂"半夏生姜汤""半夏汤""水玉汤""玉液汤""鲜陈汤"，同时查阅纸质版书籍进行比对、核实，必要时查阅原版古医籍；③基于中国知网、维普、万方等数据库，中国知网检索式为"SU=小半夏汤"，万方检索式为"主题：小半夏汤"，维普检索式为"M=小半夏汤"，设置检索时间为建库至2024年4月30日，收集小半夏汤相关研究进展。

（二）纳入与排除标准

1. 纳入标准

①成书于中国东汉（25年）至中华人民共和国成立（1949年），以及日本、朝鲜同时期的中医古籍；②明确记载小半夏汤的组成、主治、剂量等关键信息者；③组成与小半夏汤一致者。

2. 排除标准

①仅存方名，无组成、主治、剂量等关键信息者；②与小半夏汤、半夏生姜汤、半夏汤、水玉汤、玉液汤、鲜陈汤方名一致，但组成、主治不同者；③对张仲景小半夏汤加减药味者（此方只有2味药，故凡药物有加减之方，皆不纳入）。

（三）数据规范

①小半夏汤所涉文献整理，原则上以原文献所载内容为准，不做修改，但为使图表简洁，适当提取其中关键词；②检索到的小半夏汤相关知识构成主要包括名称、来源、时代、功效主治、药物组成、剂量、炮制、煎煮与服用方法等元素；③在剂量简表中将所涉各时代斤、两、钱、分等质量单位转换为我国现行单位克（g），并将药物剂量统一折算为每日服用量；④在煎煮水量部分将东汉时期容积单位"升"，转换为我国现行单位毫升（mL）。

二、结果与分析

（一）入选方剂、医籍

经检索、梳理，获得小半夏汤有效数据 404 条，散见于 138 本中医古籍文献，其中中国文献 114 本（东汉 1 本，晋唐 2 本，宋代 13 本，金元 4 本，明代 25 本，清代 66 本，民国 3 本），日本 23 本，朝鲜 1 本。此外，经检索发现，有 4 首小半夏汤同名方，首载于 3 本中医古籍文献，其药物组成、主治与《金匮要略》原方存在较大差异；另有 5 首异名方，首载于另外 5 本中医古籍文献，其方名虽与小半夏汤不同，但药物组成、主治与《金匮要略》原方相似。

（二）处方源流

小半夏汤首载于《金匮要略》，有关小半夏汤的条文共计 3 处，分别见于《痰饮咳嗽病脉证并治第十二》《黄疸病脉证并治第十五》《呕吐哕下利病脉证治第十七》，详见表 2-1。3 处条文的处方、制法用法及剂量相同，均为"半夏一升，生姜半斤""上二味，以水七升，煮取一升半，分温再服"，后世医籍文献大多沿用《金匮要略》所载制法用法。

表 2-1　《金匮要略》小半夏汤原文

出处	主治	处方	制法及用法
痰饮咳嗽病脉证并治第十二	呕家本渴，渴者为欲解，今反不渴，心下有支饮故也	半夏一升　生姜半斤	上二味，以水七升，煮取一升半，分温再服
黄疸病脉证并治第十五	黄疸病，小便色不变，欲自利，腹满而喘，不可除热，热除必哕	同上	同上
呕吐哕下利病脉证治第十七	诸呕吐，谷不得下者	同上	同上

注：明代吴迁本《金匮要略方》记载小半夏汤半夏炮制方法为"洗"。

小半夏汤的异名方剂有半夏生姜汤、半夏汤、水玉汤、玉液汤、鲜陈汤，详见表 2-2。与原方相比，5 首异名方主要在主治方面对原方进行细化和扩展。半夏生姜汤主治"胃寒所生"之"哕"证，宋代朱肱所著《活人书·问咳逆》载："咳逆者，仲景所谓哕者是也"[1]，认为此方主要治疗咳嗽气逆之症。半夏汤主治太阳伤寒所致的

---

[1] 朱肱. 活人书[M]. 北京：人民卫生出版社，1993:129-130,253.

呕逆不下食，宋代《小儿卫生总微论方·伤寒论》载："治伤寒呕逆，不下乳食。"[1]水玉汤出自宋代杨倓所著《杨氏家藏方·痰饮方一十八道》[2]，玉液汤出自宋代严用和所著《严氏济生方·眩晕门》，二者主治证候相比于原方均多出"眉棱骨痛"。两位医家均认为此多因痰饮郁结、气机上逆所致，七情内伤致气郁，气郁则痰饮内生，若痰饮随气上至眉骨，阻滞经络，则使气血凝滞，不通则痛，故"眉棱骨痛不可忍"。此外，严用和认为玉液汤降逆化痰之效尤著，因此凡痰浊上扰之"头目眩晕""心嘈忪悸"[3]等病症均可应用；杨倓则认为水玉汤还具豁痰通窍之效，可用于治疗痰盛气闭之"痰厥"证。鲜陈汤出自明代龚信所著《古今医鉴·咳逆》，主"治呃逆欲死"[4]。上5方虽主治与仲景小半夏汤有差异，但药物组成与病机均相似，故为异名同方。

表2-2 小半夏汤及其异名方比较

方名	出处	朝代	主治
半夏生姜汤	《活人书》	宋	治哕欲死。哕，胃寒所生
半夏汤	《小儿卫生总微论方》		治伤寒呕逆，不下乳食
水玉汤	《杨氏家藏方》		治眉棱骨痛不可忍者，此痰厥也
玉液汤	《严氏济生方》		治七情伤感，气郁生涎，随气上逆，头目眩晕，心嘈忪悸，眉棱骨痛
鲜陈汤	《古今医鉴》	明	治呃逆欲死

注：仅纳入方剂首次出现的古籍。

此外，唐代孙思邈所著《备急千金要方》、金代镏洪所著《伤寒心要》，以及明代官修方书《普济方》引《活人书》中的小半夏汤方为《金匮要略》小半夏汤的同名方，详见表2-3。《备急千金要方·大肠腑》在原方基础上，倍生姜而另加橘皮四两，以和胃温中，疗胃脘冷痛，使之尤宜"羸弱及老人"服用，或另加桂心三两，甘草一两，取肉桂温中之性，以治"胸中冷者"[5]；《伤寒心要·附方》仍以此方止呕，其改生姜为姜汁，另加赤茯苓三两，治疗"汗下后呕吐不已"[6]；明代《普济方·伤寒门》中的小半夏汤主治"治伤寒呕哕，心下悸，痞硬，不能食"[7]，与《金匮要略·呕吐哕下利病脉证治第十七》所载生姜半夏汤主治相似。上3方，或药物组成或主治与《金匮要略》小半夏汤存在差异，故归为同名方（同名异方）。

[1] 佚名.小儿卫生总微论方[M].北京：人民卫生出版社,1986:190.

[2] 杨倓.杨氏家藏方[M].北京：人民卫生出版社,1988:152.

[3] 严用和.重订严氏济生方[M].北京：人民卫生出版社,1980:114.

[4] 龚信.古今医鉴[M].北京：中国医药科技出版社,2014:77.

[5] 孙思邈.备急千金要方[M].北京：人民卫生出版社,1955:331.

[6] 镏洪.伤寒心要[M].上海：上海科学技术出版社,2000:20.

[7] 朱橚.普济方：第3册[M].北京：人民卫生出版社,1959:1246.

表 2-3 小半夏汤及其同名方比较

出处	朝代	主治	处方	制法及用法
《备急千金要方》[1]	唐	病心腹虚冷，游痰气上，胸胁满，不下食，呕逆，胸中冷者	半夏一升 生姜一斤 橘皮四两	上㕮咀，以水一斗煮取三升，分三服
			半夏一升 生姜一斤 桂心三两 甘草一两	上㕮咀，以水七升煮取二升半，分三服
《伤寒心要》[2]	金	治汗下后呕吐不已	半夏五两 赤茯苓三两	上锉，每服半两，水二盏，煎至一盏，取姜汁更煎一二沸，温服
《普济方》[3]	明	治伤寒呕哕，心下悸，痞硬，不能食	生姜汁一升 半夏半升（洗）	上以水三升，煎半夏，取一升，内姜汁，取一升半，绵漉，少冷，分二服。一日一夜服令尽，呕哕亦得止者，停后服。忌羊肉、饧

注：仅纳入方剂首次出现的古籍。

（三）药物组成与剂量分析

经检索，获取中外历代方书中明确记载小半夏汤药物组成的有效数据共 114 条，绝大多数以半夏、生姜为组成药物，仅有 2 处条文因具体功效主治需要，将生姜改用生姜汁或浓生姜汤。《金匮要略》中小半夏汤所载剂量为"半夏一升，生姜半斤"，由于原方中半夏药量未以质量单位标注，而是以"一升"为用量，后世医家对半夏剂量及方中两味药物比例认识产生分歧。《本草经集注·序录》言"凡方云半夏一升者，洗竟，秤五两为正"[4]，后世医家沿用此说者为多。张仲景原方半夏为五两，生姜为八两，半夏与生姜比例应为 5 : 8。据《中国科学技术史·度量衡卷》[5]，东汉时期一两量值折合为现代剂量约为 13.80 克，小半夏汤原方剂量约为半夏 69.00g，生姜 110.40g，据服用方法"分温再服"，每次的服药量为原方总量的 1/2：半夏 34.50g，生姜 55.20g。明代李时珍《本草纲目·陶隐居名医别录合药分剂法则》指出"古之一两，今用一钱可也"[6]，此观点影响深远，后世医家多遵其制。据此一两应折算为 3.00g，故在不破坏原方药物比例的前提下，小半夏汤推荐每服用量为半夏 7.50g，生姜 12.00g。

[1] 孙思邈. 备急千金要方 [M]. 北京：人民卫生出版社,1955:331.
[2] 镏洪. 伤寒心要 [M]. 上海：上海科学技术出版社,2000:20.
[3] 朱橚. 普济方：第 3 册 [M]. 北京：人民卫生出版社,1959:1246.
[4] 陶弘景. 本草经集注（辑校本）[M]. 尚志钧, 尚元胜, 辑校. 北京：人民卫生出版社,1994:53.
[5] 丘光明, 丘隆, 杨平. 中国科学技术史：度量衡卷 [M]. 北京：科学出版社,2001:250.
[6] 李时珍. 本草纲目（上）[M]. 刘衡如, 刘山永, 校注. 北京：华夏出版社,2008:41.

经检索，除《金匮要略》原文及对原方剂量未作修改或转引重复的书目之外，明确以质量单位标注小半夏汤剂量的中国中医古籍文献有 37 本，其中唐代 1 本，宋代 9 本，金代 1 本，元代 1 本，明代 14 本，清代 9 本，民国时期 2 本，共 43 处相关记载，详见表 2-4。分析历代剂量变化，需将各朝代质量单位根据《中国科学技术史·度量衡卷》[1]转换为我国现行计量单位：唐代医药用小制，一两折算为 13.80g，宋代一两折算为 41.30g，元代一两折算为 38.10g，明清时期一两折算为 37.30g。唐代《外台秘要·天行二十一门》载小半夏汤为"半夏（五两，洗去滑），生姜（八两）"[2]，所用剂量与原方相同，宋代及后世医家使用小半夏汤大多对原方用量进行了缩减，这可能与煮散剂型盛行有关[3]。宋金元时期半夏的平均剂量为 30.95g，生姜平均剂量为 58.65g；明代半夏的平均剂量为 25.22g，生姜平均剂量为 30.85g；清代至民国时期半夏的平均剂量为 15.39g，生姜平均剂量为 17.20g，方剂用量整体呈下降趋势，生姜剂量下降趋势更为明显。

扫一扫，了解更多信息（小半夏汤半夏剂量及历代平均剂量变化趋势）　　扫一扫，了解更多信息（小半夏汤生姜剂量及历代平均剂量变化趋势）

表 2-4　小半夏汤药物剂量折算及剂型

朝代	出处	半夏	生姜	剂型	服用方法
唐	《外台秘要》[2]	69.00g	110.40g	汤剂	分温三服
宋	《太平圣惠方》[4]	14枚	浓汤	调散	都为一服
	《旅舍备要方》[5]	8.26g	4.13g	汤剂	每服，温服
	《活人书》[6]	51.63g	82.60g	汤剂	分温二服
	《圣济总录》[7]	12.00g	6片	汤剂	每服，温服
	《幼幼新书》[8]	7枚	5片	汤剂	食后温服
	《小儿卫生总微论方》[9]	41.30g	82.60g	汤剂	每服，时时与服，无时
		41.30g	41.30g	汤剂	分数服

[1] 丘光明，丘隆，杨平. 中国科学技术史：度量衡卷 [M]. 北京：科学出版社，2001:447.

[2] 王焘. 外台秘要方 [M]. 高文铸，校注. 北京：华夏出版社，1993:50.

[3] 傅延龄，王倩，方静. 宋代临床方药用量下降原因分析 [J]. 中医杂志，2015,56(15):1261-1264.

[4] 王怀隐. 太平圣惠方 [M]. 北京：人民卫生出版社，1958:1560.

[5] 董汲. 旅舍备要方 [M]. 杨金萍，点校. 上海：上海科学技术出版社，2003:2.

[6] 朱肱. 活人书 [M]. 北京：人民卫生出版社，1993:253.

[7] 赵佶. 圣济总录 [M]. 北京：人民卫生出版社，1962:779.

[8] 刘昉. 幼幼新书 [M]. 北京：人民卫生出版社，1987:539.

[9] 佚名. 小儿卫生总微论方 [M]. 北京：人民卫生出版社，1986:190-191.

续表

朝代	出处	半夏	生姜	剂型	服用方法
宋	《三因极一病证方论》[1]	33.04g	20片	煮散	每服，温服
	《杨氏家藏方》[2]	24.78g	20片	汤剂	每服，温服，食后
	《严氏济生方》[3]	33.04g	14片	汤剂	每服，温服，不拘时候
金	《儒门事亲》[4]	41.30g	82.60g	汤剂	作二服，食后
元	《世医得效方》[5]	22.86g	20片	煮散	每服，不以时服
明	《医学纲目》[6]	37.30g	74.60g	汤剂	温服
	《玉机微义》[7]	22.38 ~ 37.30g	20片	汤剂	每服
		41.03g	74.60g	汤剂	分作二服
	《秘传证治要诀及类方》[8]	37.30g	18.65g	汤剂	温服
	《医方选要》[9]	22.38g	18.65g	汤剂	分二服，不拘时服
	《医学正传》[10]	37.30g	7.46g	汤剂	分作二服
	《婴童百问》[11]	22.38g	20片	煮散	每服，温服
	《保婴撮要》[12]	14.92 ~ 22.38g	6片	汤剂	每服，水煎服
	《古今医统大全》[13]	22.38g	20片	汤剂	每服，水煎服
		18.65g	37.30g	汤剂	分二服
		18.65g	9.33g	汤剂	煎八分服

[1] 陈言 . 三因极一病证方论 [M]. 北京：人民卫生出版社 ,2007:258.

[2] 杨倓 . 杨氏家藏方 [M]. 北京：人民卫生出版社 ,1988:152.

[3] 严用和 . 重订严氏济生方 [M]. 北京：人民卫生出版社 ,1980:114.

[4] 张从正 . 儒门事亲 [M]. 北京：中国医药科技出版社 ,2021:317.

[5] 危亦林 . 世医得效方 [M]. 王育学 , 点校 . 北京：人民卫生出版社 ,1990:107.

[6] 楼英 . 医学纲目 [M]. 北京：中国中医药出版社 ,1996:744.

[7] 徐彦纯 . 玉机微义 [M]. 北京：中国医药科技出版社 ,2011:273,308.

[8] 戴原礼 . 秘传证治要诀及类方 [M]. 北京：人民卫生出版社 ,1989:192.

[9] 周文采 . 医方选要 [M]. 北京：中国中医药出版社 ,1993:141.

[10] 虞抟 . 医学正传 [M]. 北京：中医古籍出版社 ,2002:144.

[11] 鲁伯嗣 . 婴童百问 [M]. 北京：人民卫生出版社 ,1961:88.

[12] 薛己 . 薛氏医案选：下册 [M]. 北京：人民卫生出版社 ,1983:721.

[13] 徐春甫 . 古今医统大全：上册 [M]. 崔仲平 , 王耀廷 , 校注 . 北京：人民卫生出版社 ,1991:800,949,1251.

续表

朝代	出处	半夏	生姜	剂型	服用方法
明	《医学入门》[1]	18.65g	37.30g	汤剂	温服
	《古今医鉴》[2]	18.65g	9.33g	汤剂	上锉一剂，水煎服
	《证治准绳》[3]	22.38g	20片	煮散	每服，温服
		41.03g	74.60g	汤剂	分二服，温服
	《景岳全书》[4]	18.65g	9.33g	汤剂	煎服
		22.38g	10片	汤剂	上作一服，不拘时温服
	《济阳纲目》[5]	22.38g	18.65g	汤剂	作一服，服不拘时
	《医宗必读》[6]	11.19g	11.19g	汤剂	煎六分服
清	《证治汇补》[7]	11.19g	11.19g	汤剂	–
	《张氏医通》[8]	37.30g	生姜汁	汤剂	–
	《伤寒直指》[9]	18.65g	37.30g	汤剂	水煎
	《杂病源流犀烛》[10]	11.19g	11.19g	汤剂	–
	《罗氏会约医镜》[11]	18.65g	9.33g	汤剂	–
	《医学实在易》[12]	18.65g	29.84g	汤剂	水煎服
	《医学三字经》[13]	14.92g	29.84g	汤剂	温服
	《医方简义》[14]	11.19g	18.65g	汤剂	–

[1] 李梴.医学入门：上册[M].北京：人民卫生出版社,2006:600.

[2] 龚信.古今医鉴[M].北京：中国医药科技出版社,2014:77.

[3] 王肯堂.证治准绳[M].北京：中国中医药出版社,1997:863,1706.

[4] 张介宾.景岳全书[M].北京：人民卫生出版社,2007:1415,1430.

[5] 苏礼.武之望医学全书[M].北京：中国中医药出版社,1999:454.

[6] 李中梓.医宗必读[M].北京：人民卫生出版社,2006:444.

[7] 李用粹.证治汇补[M].北京：人民卫生出版社,2006:258.

[8] 张璐.张氏医通[M].北京：人民卫生出版社,2006:918.

[9] 强健.伤寒直指[M].上海：上海科学技术出版社,2005:573.

[10] 沈金鳌.杂病源流犀烛[M].北京：人民卫生出版社,2006:113.

[11] 罗国纲.罗氏会约医镜[M].北京：人民卫生出版社,1965:319.

[12] 陈修园.医学实在易[M].北京：中国中医药出版社,2016:162.

[13] 陈修园.医学三字经[M].北京：中国中医药出版社,2008:104.

[14] 王清源.医方简义[M]//裘吉生.珍本医书集成.上海：上海科学技术出版社,1985:96.

续表

朝代	出处	半夏	生姜	剂型	服用方法
清	《医学摘粹》[1]	14.92g	14.92g	汤剂	温服
民国	《推拿抉微》[2]	3.73g	3.73g	汤剂	–
	《感症宝筏》[3]	8.95g	5.97g	汤剂	–

注：本次统计排除对《金匮要略》原剂量直接引用的文献；药物剂量均折算为每日服用量，服法为"都为一服""每服"等没有标明每日服用次数的药方，以"日二服"折算日服用量。

（四）功效主治与方义分析

经检索，获取中外历代典籍中记载小半夏汤功用主治的数据共有 54 条，见于 37 本医籍中，详见表 2–5。历代医家虽对本方的主治病症有所扩展，但其辨治核心仍以《金匮要略》的记载为圭臬。《金匮要略》载小半夏汤主治有三：一是"呕家"属"心下有支饮"者；二是黄疸病误用苦寒之品损伤胃阳而作"哕"者；三是"诸呕吐，谷不得下者"[4]。以上所述证候，病机总属痰饮气逆，湿浊痰饮阻滞中焦，脾胃气机升降失常，气不和降反而上逆，发为呃逆、呕吐。此外，日本医籍《观证辨·哕》认为"哕"证由"水气逆"所致[5]。后世医家依据核心病机，以小半夏汤治疗痰饮郁结、气机上逆之病证，并在实践中逐渐扩大其主治范围。如《太平圣惠方·治五噎诸方》首载小半夏汤治噎膈"治五噎，胸膈咽喉不利，痰逆食少"[6]；《圣济总录·霍乱门》记载此方治霍乱误下所致之胃痞"治霍乱呕吐涎沫，医反下之，心下作痞"[7]；《医宗必读·呕吐哕》还载其有"开胃消食"[8]之效，或可用其治痰饮食积之证；《症因脉治·肿胀总论》更言其有治"胸闷怔忡"[9]之功，用治痰饮上凌心肺之证尤效。

[1] 庆云阁. 医学摘粹 [M]. 彭静山, 点校. 上海：上海科学技术出版社, 1983:126.

[2] 涂蔚生. 推拿抉微：第三集 [M]. 上海：上海千顷堂书局, 1930:50.

[3] 吴贞. 感症宝筏 [M]. 何廉臣, 重订. 福建：福建科学技术出版社, 2004:380.

[4] 何任. 金匮要略校注 [M]. 北京：人民卫生出版社, 1990:129,167,178.

[5] 吉益南涯. 吉益南涯医论集 [M]. 唐玲玲, 校注. 北京：学苑出版社, 2009:78-79.

[6] 王怀隐. 太平圣惠方 [M]. 北京：人民卫生出版社, 1958:1560.

[7] 赵佶. 圣济总录 [M]. 北京：人民卫生出版社, 1962:779.

[8] 李中梓. 医宗必读 [M]. 北京：人民卫生出版社, 2006:444.

[9] 秦景明. 症因脉治 [M]. 北京：人民卫生出版社, 2006:208.

表 2-5　古代医籍中小半夏汤的主治病症

朝代/国家	出处	主治
东汉	《金匮要略》[1]	呕家本渴，渴者为欲解，今反不渴，心下有支饮故也
		黄疸病，小便色不变，欲自利，腹满而喘，不可除热，热除必哕
		诸呕吐，谷不得下者
唐	《外台秘要》[2]	天行后哕欲死，兼主伤寒
宋	《太平圣惠方》[3]	治五噎，胸膈咽喉不利，痰逆食少
	《旅舍备要方》[4]	治痰逆，粥药不下，胸膈不快，停痰蓄水，手足厥冷，并天行病噫不止
	《圣济总录》[5]	治霍乱呕吐涎沫，医反下之，心下作痞
	《小儿卫生总微论方》[6]	治伤寒呕逆，不下乳食
	《三因极一病证方论》[7]	治支饮，呕吐不渴
明	《玉机微义》[8]	治心下水支饮，呕吐不渴
	《医学正传》[9]	治阳明伤寒，不纳谷而呕吐不已者
	《古今医统大全》[10]	治黄疸，小便色不异欲利，腹满而喘；治咳逆呕哕欲死；治心下支饮，痰饮呕吐痞满
	《医学入门》[11]	半表里证，但头汗出，身无大热，心下满，揉之汩汩有声音，谓之水结胸；呃噎痰饮不食，治呃逆，谷气入口即吐，及发汗后水药不下；阴经呕吐阳热寒，诸疸，发于阴经必呕
	《古今医鉴》[12]	治呃逆欲死
	《赤水玄珠》[13]	治呕吐，谷不得下者
	《景岳全书》[14]	治呕吐，谷不得下，及心下有饮者

[1] 何任.金匮要略校注 [M].北京：人民卫生出版社,1990:129,167,178.
[2] 王焘.外台秘要方 [M].高文铸,校注.北京：华夏出版社,1993:50.
[3] 王怀隐.太平圣惠方 [M].北京：人民卫生出版社,1958:1560.
[4] 董汲.旅舍备要方 [M].杨金萍,点校.上海：上海科学技术出版社,2003:2.
[5] 赵佶.圣济总录 [M].北京：人民卫生出版社,1962:779.
[6] 佚名.小儿卫生总微论方 [M].北京：人民卫生出版社,1986:190.
[7] 陈言.三因极一病证方论 [M].北京：人民卫生出版社,2007:258.
[8] 徐彦纯.玉机微义 [M].北京：中国医药科技出版社,2011:24.
[9] 虞抟.医学正传 [M].北京：中医古籍出版社,2002:144.
[10] 徐春甫.古今医统大全：上册 [M].崔仲平,王耀廷,校注.北京：人民卫生出版社,1991:800,949,1251.
[11] 李梴.医学入门 [M].北京：人民卫生出版社,2006:527-528,600,735.
[12] 龚信.古今医鉴 [M].北京：中国医药科技出版社,2014:77.
[13] 孙一奎.赤水玄珠全集 [M].北京：人民卫生出版社,1986:170.
[14] 张介宾.景岳全书 [M].北京：人民卫生出版社,2007:1415.

续表

朝代/国家	出处	主治
明	《医宗必读》[1]	止呕定吐，开胃消食
	《症因脉治》[2]	胸闷怔忡，痰饮也
清	《医灯续焰》[3]	小便色不变，大便欲自利，里无热也，则喘满为虚象
	《证治汇补》[4]	治胃实呕吐
	《汤头歌诀》[5]	行水散痞
	《本草易读》[6]	治呕而不渴
	《本经逢原》[7]	治支饮作呕
	《张氏医通》[8]	治痰积膈上，喘嗽呕哕
	《长沙药解》[9]	治心下有支饮，呕而不渴者
	《成方切用》[10]	治支饮，呕吐不渴，亦治黄疸
	《杂病源流犀烛》[11]	上脘吐；水结胸；腹满欲吐，但以鸡翎探吐之，呕则止之
	《罗氏会约医镜》[12]	治呕吐及哕气身黄
	《医学实在易》[13]	怔忡者，心下跳动不安，即惊悸之类也；健忘之治法亦同；又有水气凌心轻者
	《类证治裁》[14]	痰饮不渴；随食随吐，为呕；呕吐气壅，谷不得下；胸满呕吐
	《医方简义》[15]	治湿痰阻脘
	《医学摘粹》[16]	吐呕而谷不得下，胃气上逆，浊阴不降，属胃实有寒者
民国	《推拿抉微》[17]	咳嗽；哮喘，其由于水饮者，饮水则剧，安眠不得以息；霍乱

[1] 李中梓. 医宗必读 [M]. 北京 : 人民卫生出版社 ,2006:444.

[2] 秦景明. 症因脉治 [M]. 北京 : 人民卫生出版社 ,2006:208.

[3] 潘楫. 医灯续焰 [M]. 北京 : 人民卫生出版社 ,1988:239.

[4] 李用粹. 证治汇补 [M]. 北京 : 人民卫生出版社 ,2006:258.

[5] 汪昂. 汤头歌诀 [M]. 北京 : 中国书店 ,1993:35.

[6] 汪讱庵. 本草易读 [M]. 北京 : 人民卫生出版社 ,1987:214.

[7] 张璐. 本经逢原 [M]. 北京 : 中国中医药出版社 ,2007:104.

[8] 张璐. 张氏医通 [M]. 北京 : 人民卫生出版社 ,2006:918.

[9] 孙洽熙. 黄元御医学全书 [M]. 北京 : 中国中医药出版社 ,1996:878.

[10] 吴仪洛. 成方切用 [M]. 北京 : 人民卫生出版社 ,2007:332.

[11] 沈金鳌. 杂病源流犀烛 [M]. 北京 : 中国中医药出版社 ,1994:58,102,254.

[12] 罗国纲. 罗氏会约医镜 [M]. 北京 : 人民卫生出版社 ,1965:319.

[13] 陈修园. 医学实在易 [M]. 北京 : 中国中医药出版社 ,2016:112-113.

[14] 林珮琴. 类证治裁 [M]. 北京 : 人民卫生出版社 ,2005:117,155,245.

[15] 王清源. 医方简义 [M]// 裘吉生. 珍本医书集成. 上海 : 上海科学技术出版社 ,1985:96.

[16] 庆云阁. 医学摘粹 [M]. 彭静山 , 点校. 上海 : 上海科学技术出版社 ,1983:126.

[17] 涂蔚生. 推拿抉微 : 第三集 [M]. 上海 : 上海千顷堂书局 ,1930:50,52,78.

续表

系统 名称	应用总结 （频数/次）	病症应用（频数/次）
内分泌科	9	糖尿病性胃轻瘫（4）、糖尿病肾病终末期（2）、糖尿病呕吐（2）、脑垂体前叶功能低下症（1）
心血管科	8	心悸呕吐（4）、高血压眩晕（1）、心衰合并顽固性呕吐（1）、急性心肌梗死所致呕吐（1）、厥阴头痛呕吐（1）
呼吸科	5	哮喘（2）、小儿慢性湿性咳嗽（1）、慢性阻塞性肺疾病（1）、痰饮咳喘（1）
泌尿科	4	慢性肾炎（3）、慢性肾功能衰竭呕吐（1）

《金匮要略》原方中未作方义分析，《金匮玉函经二注·痰饮咳嗽病脉证并治第十二》对小半夏汤基本方义提出见解："半夏之味辛，其性燥，辛可散结，燥可胜湿，用生姜以制其悍。孙真人云：生姜，呕家之圣药。呕为气逆不散，故用生姜以散之。"[1]《金匮要略心典·呕吐哕下利病脉证治第十七》中载："半夏消饮，生姜降逆，逆止饮消，谷斯下矣。"[2]《金匮悬解·呕吐哕》中亦有："小半夏汤，半夏、生姜，降逆气而驱浊阴也。"[3]小半夏汤虽仅由半夏与生姜两味药组成，但药简效宏，半夏秉一阴之气而生，涤痰行水而降逆气；生姜受一阳之气而长，疏利通达而散痰饮，二药合用，一降一散，共奏降逆止呕之效[4]，被称为"止呕之祖方"。《金匮要略》也将半夏与生姜的配伍应用于各类呕吐疾病，如小半夏加茯苓汤、厚朴七物汤、竹叶汤等，后世《太平惠民和剂局方》之藿香半夏散、《妇人大全良方》之千缗汤等，均取小半夏汤和胃降逆止呕之义。

此外，历代诸家亦关注"半夏–生姜"配伍的量效关系。当痰饮停聚脾胃，出现痞满、呕吐、呃逆等症状时，半夏用量常多于生姜，半夏与生姜比例约为2∶1，增半夏辛燥行化之性，以降浊阴而止呕吐；当痰饮上凌心肺，出现怔忡、咳喘、结胸等病症时，生姜用量常多于半夏，半夏与生姜比例约为1∶2，增生姜辛散宣通之性，以解郁闭兼散寒行水。

（五）药物基原与炮制

1. 半夏

半夏始载于《神农本草经》，被列为下品，原文未载其植物形态和药材性状，故其品种存疑，魏晋以后，半夏的药用基原均为天南星科植物半夏 *Pinellia ternate*

---

[1] 赵以德. 金匮玉函经二注 [M]. 周扬俊, 补注. 北京：人民卫生出版社, 1990:192-193.

[2] 尤怡. 金匮要略心典 [M]. 上海：上海人民出版社, 1975:125.

[3] 孙治熙. 黄元御医学全书 [M]. 北京：中国中医药出版社, 1996:578.

[4] 刘沛然. 半夏与生姜 [J]. 辽宁中医杂志, 1984(11):34.

（Thunb.）Breit. 的干燥块茎[1]，与《中国药典》记载一致。在炮制方面，《灵枢·邪客》在论述半夏秫米汤时首次提及"治半夏"[2]，为半夏炮制的最早记载。随着历代医家对半夏认识的不断深入，半夏炮制方法逐渐多元化。以清代为界，清代之前，以汤洗姜制的炮制方法为主流，清代以后则多使用矾制半夏。晋唐之际，半夏炮制方法较为单一，以"汤洗"为主，晋代《刘涓子鬼遗方·白蔹散方》载半夏"汤洗七遍，生姜浸一宿，熬过"[3]，首次用生姜制熟半夏，以药性配伍解半夏毒性；宋朝时期，炮制方法更为复杂，开始出现"浆水煮""姜汁拌"等利用不同辅料进行炮制的方法，如《圣济总录》中记载"醋浸一宿""白矾水浸""生姜汁制焙干"[4]等方法解半夏毒性。随着医学实践的积累，明清时期半夏的炮制方法已多达70种，其中姜制就有10余种方法。直至清代，因白矾可显著减轻半夏毒性，且经矾制后半夏质地紧致，洁白美观，故用白矾炮制半夏逐渐成为主流[5]。中华人民共和国成立后，半夏的炮制仍然沿袭清代的习惯，使用矾制半夏较多，炮制方法也逐渐规范。

2. 生姜

自先秦有记载起，生姜药用基原植物均为姜科植物姜 *Zingiber officinale* Rosc. 的新鲜根茎[6]，与《中国药典》记载一致。至南北朝时期《本草经集注》首次单列生姜，将姜分生姜与干姜区别入药。除洗去泥垢作简单清洁、切片外，生姜一般不作特别炮制。《本草通玄·菜部》载："生用发散，熟用和中。要热则去皮，要冷则留皮。"[7]古代医家多认为生姜皮与其本身药性相反，《本草从新·菜部》载姜皮性味"辛，凉"[8]。本方主要利用生姜温胃祛痰止呕，因此，可在鲜品洗净后去皮、切片。此外，后世亦有以"生姜汁"入小半夏汤的记载，如《张氏医通·小半夏汤》载："小半夏汤，又名生姜半夏汤""用半夏一两泡，去涎水，生姜汁半合"[9]。将生姜改为生姜汁，取其宣散之性，入口即行，以增通络豁痰之效，尤为治膈上痰积之良法。《得配本草·菜部》中提到生姜"捣汁，通窍、开隔、豁痰"[10]，《本经逢原·菜部》中载"生姜捣汁则大走经络，与竹沥则去热痰，同半夏则治寒痰"[11]。后世医家以姜汁入散剂、汤剂，主要用于化痰止呕，无特殊炮制方法。

[1] 石青，赵宝林. 半夏的本草考证 [J]. 陕西中医学院学报，2013,36(2):90-92.

[2] 灵枢经 [M]. 北京：人民卫生出版社，2012:119.

[3] 龚庆宣. 刘涓子鬼遗方 [M]. 北京：人民卫生出版社，1986:12.

[4] 赵佶. 圣济总录 [M]. 北京：人民卫生出版社，1962:691,1187,2942.

[5] 于大猛. 矾制半夏传统炮制探讨 [J]. 辽宁中医药大学学报，2023,25(6):5-10.

[6] 郭杰，蒋姗，王悦，等. 经典名方中生姜的本草考证及其质量评价 [J]. 中国实验方剂学杂志，2022,28(2):27-37.

[7] 李中梓. 本草通玄 [M]. 北京：中国中医药出版社，2015:78.

[8] 吴仪洛. 本草从新 [M]. 北京：人民卫生出版社，1990:178.

[9] 张璐. 张氏医通 [M]. 北京：人民卫生出版社，2006:918.

[10] 严洁，施雯，洪炜. 得配本草 [M]. 北京：人民卫生出版社，2007:169.

[11] 张璐. 本经逢原 [M].2 版. 北京：中国中医药出版社，2007:136-137.

（六）煎煮与服用方法

《金匮要略》记载小半夏汤的煎煮、服用方法为"上二味，以水七升，煮取一升半，分温再服"[1]。结合《中国科学技术史·度量衡卷》所载"东汉量值仍当厘定为 200 毫升"[2]可知，原方加水七升为 1400.00mL，煎煮 1 次，煮取一升半为 300.00mL，除去药渣，分成 2 次服用。《太平圣惠方·治五噎诸方》为治疗"胸膈咽喉不利，痰逆食少"，改变原方煎煮方法，其将半夏"捣细罗为散"[3]，以浓生姜汤调服，直达中焦去胃腑结痰，亦辛散而发胸膈壅滞。在剂型方面，小半夏汤主要有散剂、汤剂两种。由于散剂能够较为充分地提取药物中的有效成分、利于保存运输，宋代政府大力推广普及散剂，影响深远[4]。至明代切制饮片广泛兴起，明代医家认为散剂不易鉴定中药材的材质与品质，且获得的药液不如饮片清晰，此后散剂的应用便逐年减少[5]。《医学源流论·汤药不足尽病论》中记载："盖汤者，荡也，其行速，其质轻，其力易过而不留。"[6]小半夏汤主治痰饮上逆之证，痰饮之性黏滞重浊，来去无端，聚散靡定，易留滞虚损之处而致病，故以汤剂荡涤留饮痰湿尤为适宜，直至现代，小半夏汤的剂型仍一般选用汤剂。在服用次数方面，《金匮要略》原文中载"分温再服"，即每日 2 次服用，后世医籍中记载每日服用次数各有不同，唐代王焘认为此方应"分三服"[7]，元代危亦林认为应"不以时服"[8]，明代虞抟则认为应"分作二服服之"[9]，亦有较多医家仅述"分温服"，并未言明具体服用次数，而现代一般服法为每日分 2 次服用。

三、小结

基于中国东汉至民国时期，以及日本、朝鲜同时期相关医籍文献，梳理并考证了小半夏汤的处方源流、药用剂量、主治演变、药物炮制与煎煮、服用方法，拟列出经典名方小半夏汤的关键信息表，见表 2-7。小半夏汤首载于《金匮要略》，有半夏生姜汤、半夏汤、水玉汤、玉液汤、鲜陈汤等异名方。原文半夏以容积"一升"作为使用量，历代医家对小半夏汤药量及其比例存在争议。据统计分析，历代医家在运用小

[1] 何任．金匮要略校注 [M]．北京：人民卫生出版社,1990:129.

[2] 丘光明，丘隆，杨平．中国科学技术史：度量衡卷 [M]．北京：科学出版社,2001:236.

[3] 王怀隐．太平圣惠方 [M]．北京：人民卫生出版社,1958:1560.

[4] 傅延龄，宋佳，张林．宋政府推广普及煮散剂的原因 [J]．中国中医基础医学杂志,2015,21(1):88-90.

[5] 白雅黎，朱向东，兰雨泽，等．煮散剂的兴衰与现代研究进展 [J]．中医临床研究,2021,13(27):134-136.

[6] 刘洋．徐灵胎医学全书 [M]．北京：中国中医药出版社,1999:134.

[7] 王焘．外台秘要方 [M]．高文铸，校注．北京：华夏出版社,1993:50.

[8] 危亦林．世医得效方 [M]．王育学，点校．北京：人民卫生出版社,1990:107.

[9] 虞抟．医学正传 [M]．北京：中医古籍出版社,2002:144.

半夏汤时，半夏与生姜剂量呈下降趋势，主治症状不同，半夏与生姜药量比例也出现差异，现代临床应用推荐每服药量为半夏 7.50g，生姜 12.00g。中外历代医家对其基本方义、功用主治并无较大争议，并在张仲景的基础上有所延伸发展。历代认为其所属病机多为痰饮气逆，湿浊痰饮阻滞中焦，脾胃气机升降失常，气不和降反而上逆，发为呕吐，并伴随诸多病症。小半夏汤在现代临床应用广泛，可用于消化科、肿瘤科、妇科等多种疾病。此外，东汉时期炮制技术尚不发达，半夏炮制以汤洗为主，晋唐以后出现姜制半夏，此后以汤洗姜制法为主流炮制方法，直至清代转变为矾制半夏[1]，现代则沿用清代炮制方法，多见白矾所炮制的清半夏。生姜炮制法历代无明显变化，多为洗净后去皮、切片。原方记载的煎服法为汤剂每日分 2 次服用，后世汤剂、散剂皆有使用，服用次数也各有不同，而现代一般为汤剂每日分 2 次服。

小半夏汤被称为"止呕之祖方"，广泛适用于呕吐病症，无论外感内伤、虚实寒热，均可配伍使用，尤以痰饮呕吐为宜。如仲景之小半夏加茯苓汤在小半夏汤之基础上加茯苓三两，主治痰饮留滞中焦、上犯胸膈、蒙蔽清阳之"卒呕吐，心下痞，膈间有水，眩悸者"[2]，方取小半夏汤降逆和胃之义，加茯苓以除水逆而安神，以达蠲痰除饮、安宁心神之效。后世医家遵从经旨，谨守病机，随证加减，以彰其效。如《太平惠民和剂局方》之藿香半夏散亦由小半夏汤加减变化而来，加入丁香、藿香二药，将治疗范围由痰饮呕吐扩大到虚寒呕吐，主"治胃虚中寒，停痰留饮，哕逆呕吐，胸满噎痞，短气倦怠，不入饮食"[3]。乃至现代，小半夏汤的临床应用仍然十分广泛，临床上医家常以小半夏汤为基础方，并在此基础上加减化裁，治疗由痰饮上犯引起的病症。例如，国医大师刘尚义常取小半夏汤化痰和胃之效，治疗胃痛、反酸、呃逆、胁痛等肝胃不和之证[4]；浙江省名中医王邦才以小半夏汤加减治疗顽固性呕吐[5]。

中医药现代化是中医药高质量发展的必由之路，借助现代技术探索经典名方的作用通路、药用靶点，以确保精准用药，提高临床疗效，为经典名方注入新的活力。截至目前，小半夏汤"降逆止呕"之效已有相关实验证实，其止呕机制可能与迷走神经兴奋传导[6]、5-HT$_3$R/CaM/CaMK Ⅱ /ERK1/2 信号通路[7]、NK$_1$ 受体活性等密切相关[8]。然

[1] 于大猛 . 矾制半夏传统炮制探讨 [J]. 辽宁中医药大学学报 ,2023,25(6):5-10.

[2] 何任 . 金匮要略校注 [M]. 北京 : 人民卫生出版社 ,1990:130.

[3] 太平惠民和剂局 . 太平惠民和剂局方 [M]. 北京 : 人民卫生出版社 ,1985:94.

[4] 李娟、杨柱、龙奉玺，等 . 刘尚义治疗肝胃不和证用药规律数据挖掘分析 [J]. 辽宁中医杂志 ,2018,45(9):1845-1848.

[5] 丁佳璐、王邦才 . 经方古方临证论治验举隅 [J]. 中国乡村医药 ,2022,29(15):35-36,47.

[6] 杜秀伟 . 小半夏汤对化疗呕吐模型大鼠膈下迷走神经放电的影响 [D]. 济南 : 山东中医药大学 ,2016:34.

[7] 冯晓娣 . 小半夏汤对化疗性异食癖模型大鼠 5-HT$_3$R/CaM/CaMK Ⅱ /ERK1/2 信号通路的影响 [D]. 广州 : 广东药科大学 ,2020:48.

[8] 杜静 . 从 5-HT$_3$ 受体和 NK$_1$ 受体探讨小半夏汤防治化疗性恶心呕吐的作用机制 [D]. 济南 : 山东中医药大学 ,2017:100.

而，对于小半夏汤可用于治疗痰饮上达头面而致眉棱骨痛、头晕，上达心胸而致怔忡、结胸等病症，目前仍缺乏相应动物实验证据与临床数据，尚有待于进一步实验证实。

文献研究应源于经典，立足临床，本文仅对东汉张仲景名方小半夏汤进行文献梳理与考证，探索经典名方的传承创新之路任重道远。现代医家既要"尊古"，确保经典名方的临床疗效，又要"崇今"，适应现代化生产的需求，才能为古代经典名方化裁运用开启创新路径。

表 2-7　小半夏汤关键信息表

基本信息						现代对应情况	
出处	处方、制法及用法	药味名称	基原及用药部位	炮制规格	折算剂量	用法用量	功能主治
《金匮要略》（汉代张仲景）	半夏一升、生姜半斤。上二味，以水七升，煮取一升半，分温再服	半夏	天南星科植物半夏 Pinellia ternata（Thunb.）Breit. 的干燥块茎	清半夏	69.00g	以水 1400.00mL，煮取 300.00mL，温服 150.00mL，1 日 2 次	【功效】豁痰消饮，降逆止呕【主治】饮停心下之呕吐症，黄疸误服寒药之哕症。症见呕吐痰涎，心下痞闷，口不渴，或谷不得下，或干呕呃逆，胀满而喘，小便色不变，欲自利，舌苔白滑
		生姜	姜科植物姜 Zingiber officinale Rosc. 的新鲜根茎	生品	110.40g		
备注	据原方服用方法"分温再服"，可知本方每次的服药量为总量的 1/2：半夏 34.50g，生姜 55.20g。上述折算剂量为按照汉代度量衡直接折算，若与《中国药典》推荐剂量严重不符，依照张仲景服药法"不必尽剂""中病即止"的指导原则，在保证原方比例不变的基础上，结合安全性评价结果确定日服总量，根据临床实际遵医嘱使用						

第二节　基于CiteSpace的小半夏汤研究热点及趋势分析

通过知识图谱的可视化分析，探究传统方剂"小半夏汤"在 2004—2024 年的主要研究热点及趋势，判断未来研究发展方向，为今后相关研究提供参考。在中国知网（CNKI）数据库中系统检索近二十年内关于"小半夏汤"的研究文献，输入可视化软件 CiteSpace（6.3.R1）生成知识图谱，分别对发文量、研究作者、研究机构及关键词等内容进行可视化分析。最终纳入 92 篇中文文献，近二十年年发文量整体较少且数量波动较大，2018 年发文量最多；发文量最高的作者为聂克，其次为张科卫等人，并围绕二人分别形成了 2 个稳定的核心研究团队；主要的研究机构为山东中医药大学、广东药科大学等，但各机构间合作关系不甚紧密；关键词出现频次以"呕吐""化疗"为最多，聚类结果以"呕吐"最为突出，表明在近二十年的研究中，其治疗"呕吐"功效一直受研究人员所关注。有关小半夏汤的研究主要围绕其抗呕吐的临床应用、抗呕吐机制及网络药理学等方面展开，其抗呕吐功效的应用与机制研究一直是该领域的热点，探究小半夏汤抗炎作用的治病机制将是未来一个重要的研究方向。

2019 年 11 月，中华中医药学会委托中华中医药学会脾胃病分会进行脾胃系病常用经典名方遴选工作，最终遴选出 100 首脾胃系病常用经典名方并于 2022 年发表。2023 年再次修订发布《脾胃系病常用经典名方专家共识》[1]，小半夏汤被列入其中。小半夏汤，出自《金匮要略》："呕家本渴，渴者为欲解，今反不渴，心下有支饮故也，小半夏汤主之"，"黄疸病，小便色不变，欲自利，腹满而喘，不可除热，热除必哕，哕者，小半夏汤主之"，"诸呕吐，谷不得下者，小半夏汤主之"[2]。其由半夏和生姜 2 味药组成，具有降逆和胃、散饮化痰之功。半夏辛温，功在涤痰燥湿化饮，和中降逆止呕，为君药；生姜辛散，温中止呕，消痰散饮，且制半夏之毒，是臣药又兼佐药。两药配伍，主治痰饮呕吐，或呃逆干呕，口不渴，小便自利，谷不得下，舌苔白滑，被后世尊为"止呕之祖方"。小半夏汤临床应用十分广泛，其抗呕吐功效显著，可用于治疗各种癌症，如肺癌、胃癌、妇科肿瘤等化疗所致的胃肠反应，可治疗妊娠恶阻、神经性呕吐、中风后呃逆、腰椎术后呕吐等。此外，小半夏汤还可用于治疗包括胃炎、反流性食管炎、肠梗阻等在内的消化系统疾病。现代药理研究表明小半夏汤具有干预神经递质调节、抗肿瘤、抗炎、调节胃肠动力等作用。本研究归纳整理小半夏汤研究的相关中文文献，通过 CiteSpace（6.3.R1）软件生成知识图谱，对小半夏汤的年发文量、研究作者、研究机构及关键词等内容进行可视化分析，探究小半夏汤的研究热点及趋势，旨在更好地提高小半夏汤的应用价值，为临床和实验研究提供参考方向。

一、资料与方法

（一）数据采集

本研究以中国知网（CNKI）数据库作为数据源，在此基础上检索其中收录的关于小半夏汤在中医药领域的期刊文献。在高级检索的检索栏里通过主题词或关键词或篇名为"小半夏汤"进行检索，检索时间设置为 2004 年 1 月 1 日至 2024 年 4 月 16 日，语言为中文，共检索出 259 篇期刊文献。

扫一扫，了解更多信息
（文献筛选流程图）

[1] 骆云丰,王萍,周秉舵,等.脾胃系病常用经典名方专家共识(2023 年修订版)[J].中医杂志,2023,64(12):1292-1296.
[2] 何任.金匮要略校注[M].北京:人民卫生出版社,1990:129,167,178.

之后，对初步检索出的相关文献进行筛选，排除摘要或关键词缺失的文献，以及与"小半夏汤"主题不相关的文献，最终纳入的有效文献数量为92篇。

（二）数据处理及分析

将在 CNKI 中筛选好的 92 篇文献以"Refworks"的格式导出，随后利用可视化软件 CiteSpace（6.3.R1）进行格式转换和可视化分析。在软件中新建文档，"Title"为"Xiaobanxia Decoction"，"Data Source"选择"CNKI/WanFang"，"Preferred Language"选择"Chinese"。之后，"Time Slicing"设置为"From 2004.JAN to 2024.April"，"Years Per Slice"设置为"1"，"节点类型（Node Types）"选择为合作作者（Author）、机构（Institution）、关键词（Keyword），分别进行可视化分析。

（三）数据可视化

运用 CiteSpace（6.3.R1）对纳入的 92 篇小半夏汤相关论文进行论文年发文量分析、作者合作可视化分析、机构研究可视化分析、关键词共现分析、关键词聚类分析，以及关键词突现分析，并结合知识图谱分析得到的结果以及人工阅读文献的结果，进行后续深入分析和讨论。

二、结果与分析

（一）年发文量分布

使用 CiteSpace（6.3.R1）软件完成筛选文献年发文量数据的转化与分析，然后运用 Excel 将数据转化为折线图，直观呈现了年发文量的变化趋势。从结果中可以看出，2004—2009 年，小半夏汤文献年发文量 < 5 篇，说明小半夏汤所受关注度低，处于基础发展阶段；2010—2014 年，文献年发文量先后经历了小幅增长和下降；2014—2018 年，小半夏汤文献年发文量快速增长，且在 2018 年达到高峰——14 篇，虽然存在轻微波动，但仍然能够说明研究热度不断上升，越来越多的研究者持续关注小半夏汤，该研究处于快速发展阶段；而从 2019 年开始，小半夏汤年发文量呈下降趋势，并在 2020—2023 年基本保持稳定。总之，近二十年小半夏汤年发文量整体较少且数量波动较大。

扫一扫，了解更多信息
（年度发文量）

（二）作者合作可视化分析

本研究的 92 篇文献中，共有 207 位作者被纳入，运用软件对作者的合作网络图谱进行分析，结果共获得 207 个节点，338 条连线，图谱密度（Density）为 0.0159。每一个节点代表一个作者，而节点的大小和节点标签即作者名字的大小表示作者发文数量的多少，连线则表示不同作者间的合作关系。通过表 2-8 可以看出，发文量前五的作者为聂克、张启龙、杜静、张科卫、李贵生；发文量在 5 篇及以上的作者共 7 位，占比近 3.4%。

表 2-8　2004—2024 年小半夏汤研究文献发文量 ≥ 3 篇的作者

作者	发文量	作者	发文量
聂克	23	张勇	5
张启龙	6	于功昌	4
杜静	6	崔小兵	3
张科卫	6	刘婉青	3
李贵生	6	郝菲菲	3
吴皓	5		

扫一扫，了解更多信息
（作者合作图）

（三）机构研究可视化分析

本研究的 92 篇文献中，共有 92 所机构被纳入，运用软件对机构合作网络图谱进行分析，获得 92 个节点，59 条连线，图谱密度（Density）为 0.0141。机构节点与机构名称的大小反映出该机构发文量的多少情况，节点间的连线代表机构之间有合作发文。通过表 2-9 可以看出，发文量在 10 篇及以上的机构 2 家，发文量 ≥ 3 篇的机构 6 家。其中，发文量 ≥ 10 篇的研究机构共同致力于从不同角度和层次深入解析小半夏汤在化疗性呕吐防治中的科学基础和作用机理，为临床应用提供理论依据和实验数据支持。此外，通过对机构合作网络图谱进行分析，发现各机构之间的合作关系并不甚紧密，主要是发文量较大的若干家机构之间展开合作。

表 2-9　小半夏汤研究文献发文量 ≥ 2 篇的机构

机构名称	发文量	机构名称	发文量
山东中医药大学	31	山东省立第三医院	2
广东药科大学	10	天津中医药大学	2
南京中医药大学	8	河南中医学院第一附属医院	2
成都中医药大学	4	乐山职业技术学院护理系	2
河南中医学院	4	北京中医药大学	2
山东省职业卫生与职业病防治研究院	3	山东中医药大学附属医院	2
湖北中医药大学	2	贵阳中医学院	2
湖南中医药大学	2	天津中医药大学第一附属医院	2
青岛大学医学院	2		

扫一扫，了解更多信息
（机构合作图）

注：单位之间发文有重叠，故机构合作图中各点的大小与表中数据不完全等同。

（四）关键词共现分析

对纳入的 92 篇有关"小半夏汤"的文献进行关键词共现可视化分析，绘制成关键词共现网络图谱，共得到 127 个节点（Node）与 163 条连线（Line），图谱密度（Density）为 0.0204。在关键词共现图谱中，每一个 Node 代表一个关键词，Node 标签的大小代表该关键词的频次，标签越大，表示这个关键词出现的次数越多；中介中心性（Centrality）则表示某个关键词在共现图谱中的重要性[1]，Node 的圆形图标越大，说明其代表的关键词中心性数值越高，它在该领域的影响力也越大[2]；连线则表示这些关键词共同出现在了某篇文献中。在本研究的图谱中，频次 ≥ 3 的关键词除"小半夏汤"外共有 12 个（表 2-10），其中有关疾病的关键词有妊娠恶阻（6 次）、异食癖（4 次），有关症状的有呕吐（12 次）、恶心（4 次），有关功效的有止呕（4 次）、止吐（3 次），体现研究内容的有化疗（10 次）、大鼠（10 次）、顺铂（8 次）、半夏（6 次）、研究进展（3 次）、药理（3 次）。另外，在本研究中中心性大于 0.1 的关键词共有 8 个（表 2-11），分别为小半夏汤（1.65）、大鼠（0.21）、半夏（0.17）、顺铂（0.16）、化疗（0.15）、研究进展（0.13）、胃轻瘫（0.12）、用量（0.11）。

表 2-10　小半夏汤研究中文文献高频关键词

排名	频次（次）	关键词
1	76	小半夏汤
2	12	呕吐
3	10	化疗
4	10	大鼠
5	8	顺铂
6	6	半夏
7	6	妊娠恶阻
8	4	异食癖
9	4	恶心
10	4	止呕
11	3	止吐
12	3	研究进展
13	3	药理

扫一扫，了解更多信息
（关键词共现图）

[1] 刘广强 . 基于中介中心性的网络传播节点影响力发现 [D]. 哈尔滨 : 哈尔滨工程大学 ,2017:13.

[2] 陈悦，陈超美，刘则渊，等 .CiteSpace 知识图谱的方法论功能 [J]. 科学学研究 ,2015,33(2):242-253.

表 2-11　小半夏汤研究中文文献高中介中心性关键词

排名	中介中心性	关键词
1	1.65	小半夏汤
2	0.21	大鼠
3	0.17	半夏
4	0.16	顺铂
5	0.15	化疗
6	0.13	研究进展
7	0.12	胃轻瘫
8	0.11	用量

（五）关键词聚类分析

在完成关键词共现可视化分析的基础上进行更加深入的分析，即关键词聚类。基于 CiteSpace 软件中 LLR 算法，对纳入文献的关键词进行关键词聚类可视化，它可以对彼此联系密切的关键词进行聚类，形成关键词聚类图谱，进一步反映出近二十年来有关小半夏汤的热点研究主题或方向。在本研究绘制的图谱中，共得到 7 个聚类图，不同的颜色表示不同的聚类。软件根据聚类清晰度和网络结构，给出了模块值和平均轮廓值，即 Q 值和 S 值，它们是衡量聚类图谱是否有效的重要指标。该图谱的 Q 值为 0.6222（＞0.3），说明该图谱的结构显著、聚类有效；S 值为 0.9378（＞0.7），表示该图谱的聚类合理且可信。本研究展示了较大的 7 个聚类块，分别为 #0 呕吐、#1 大鼠、#2 化疗、#3 半夏、#4 鼠、#5 研究进展、#6 糖尿病。LLR 算法下聚类的前五关键词如下表，规模即节点数，表示该聚类所含的关键词数量，详见表 2-12。若聚类节点数（Size）＞10 且剪切值（Silhouette）≥ 0.5 就代表该聚类在共现图谱中有效。其中，#0、#2、#6 可以认为是小半夏汤的主治病症，#1、#3、#4、#5 则反映了有关小半夏汤的研究热点或方向。结合时间线图，可以发现 #0 呕吐与 #2 化疗的研究时间跨度长，研究者对其的关注度较高，属于研究重点。#2 又可进一步解读为"化疗导致的恶心呕吐"。因此，在近二十年有关小半夏汤的文献中，其治疗"呕吐"的功效一直是研究人员所重点关注的。

扫一扫，了解更多信息
（关键词聚类图）

表 2-12　小半夏汤研究中文文献关键词聚类标签

聚类号	聚类标签	规模	剪切值	LLR算法下聚类的前五关键词
#0	呕吐	39	1	呕吐；网络药理学；顺铂；化疗；肠梗阻
#1	大鼠	18	0.719	大鼠；顺铂；异食癖；1-苯基双缩脲；膈下迷走神经放电

续表

聚类号	聚类标签	规模	剪切值	LLR算法下聚类的前五关键词
#2	化疗	15	0.954	化疗；恶心；呕吐；当归补血汤；不良反应
#3	半夏	15	0.914	半夏；化疗消化道反应；紫杉醇；凋亡；托烷司琼
#4	鼠	7	0.992	鼠；鸽；水煎剂；微粉剂；胃动素
#5	研究进展	6	0.968	研究进展；药理；临床；成分；呕吐
#6	糖尿病	5	0.998	糖尿病；胃癌；老年科；消渴；胃轻瘫

（六）时间线分析

对纳入的 92 篇有关"小半夏汤"的文献进行关键词时间线视图可视化，用 Time-Zone 算法得到聚类时间线图谱，将关键词按时间顺序呈现出来，X 轴为关键词出现的年份，Y 轴为聚类标签，它体现了各聚类中关键词的发展情况，可以更加直观了解该时间段内小半夏汤研究发展的动态及趋势。其中，聚类 #0 ~ #3 中相关文献较多，且时间跨度从 2004 年至 2023 年。聚类 #4 ~ #6 主要涉及鼠、微粉剂、研究进展、糖尿病、抗炎作用等，相关文献的发文量较少。聚类 #0 呕吐、聚类 #2 化疗主要是小半夏汤的临床止呕应用，以治疗化疗性呕吐最为突出，还包含作用机制、信号通路、靶点、通路富集等有关网络药理学的研究。聚类 #1 大鼠、聚类 #3 半夏、聚类 #4 鼠主要围绕小半夏汤的抗呕吐机制进行研究，涉及大鼠、化疗、顺铂、异食癖、胃排空、小肠推进、胃肠激素、多巴胺、受体、P 物质、免疫抑制等关键词。

扫一扫，了解更多信息
（关键词聚类时间线图）

（七）突现词突现分析

软件中的突现词探测技术可以识别短时间内大量增长的关键词，根据这些关键词首次出现的时间顺序，依次排序编号，形成关键词突现图谱。共得到 20 个突现词，分析这些突现词可以了解小半夏汤相关研究在一段时间内的热点、主题，明确某一段时间内研究热点的演变，推测其发展趋势。图谱中，"Begin"与"End"表示关键词突现开始与结束的时间，"Strength"表示关键词的突现强度，数值越高表示该关键词的影响力越大。突现词中"药理""止呕""恶心"突现强度较高。研究热点转移从最初的临床应用"止呕"，到后来的"异食癖""药理""临床""研究进展""顺铂""水貂"等研究；2012 年之后小半夏汤的止呕机制研究成为重点，先后出现"胃复安""P 物质""小鼠""胃排空""小肠推进""托烷司琼"等突现词；近几年，有关小半夏汤在"恶心""化疗""呕吐"等方面的应用比较受关注。

扫一扫，了解更多信息
（关键词突现图）

三、小结

小半夏汤作为"止呕之祖方",临床运用广泛。本文应用 CiteSpace 软件对 2004 年至 2024 年"小半夏汤"的文献进行整理,通过构建的知识图谱,不仅能发现不同作者、机构的研究特点、地理分布及合作关系,还可以对关键词进行多角度综合分析,发现一段时间内研究者对小半夏汤的关注方向,展示小半夏汤的研究热点及前沿。

(一)合作关系

由作者合作关系图谱可以看出,各个作者之间存在较为紧密的合作关系,并形成了 2 个稳定的核心研究团队,发文量在前六位的作者均在两团队中。小半夏汤中文文献研究中规模最大的研究团队是以聂克、李贵生、张启龙、杜静等为核心的团队,团队内所有成员紧密合作,以小半夏汤对化疗性呕吐的治疗机制为主要方向进行研究。其次是以张科卫、吴皓、崔小兵等为核心的团队,其研究主要围绕测定小半夏汤中的化学物质展开,为小半夏汤的质量控制研究提供参考。郝菲菲、刘婉青等组成的研究团队,从胃肠动力角度探讨了小半夏汤防治化疗性恶心呕吐的机制,在小半夏汤的研究领域中作出了重要贡献。此外,通过对机构合作网络图谱进行分析,发现各个机构之间的合作关系并不甚紧密,主要是发文量较大的若干家机构之间展开合作。

(二)热点领域

1. 小半夏汤的临床应用研究

结合本研究的关键词分析可知,小半夏汤在临床应用方面的研究热点主要集中在治疗各种呕吐,以及反流性食管炎、肠梗阻等病症上。

(1)抗呕吐

小半夏汤对于临床多种呕吐均有较为显著的疗效,"止呕""止吐"因此成为其主要的研究热点之一。化疗性恶心呕吐(CINV)是肿瘤化疗过程中最常见的不良反应之一,而顺铂是临床应用最多的抗肿瘤药物之一,同时也是导致呕吐程度最重的药物。研究者发现小半夏汤针对癌症化疗后呕吐有显著疗效。例如,郭彦伟等[1]入选了 100 名有不同癌症且经过化疗的患者(肺癌 40 例,食管癌 27 例,胃癌 21 例,大肠癌 10 例,其他 2 例)进行研究,发现小半夏汤能有效预防含顺铂方案化疗所致急性呕吐及迟

---

[1] 郭彦伟,张晓勇,潘晓红.格拉司琼联合小半夏汤预防含顺铂方案化疗所致呕吐的临床观察 [J]. 医学理论与实践,2005,18(1):47-48.

发性呕吐。中医称妊娠早期呕吐为"妊娠恶阻",研究人员发现,在西医常规方案治疗(即静脉滴注葡萄糖氯化钠注射液、葡萄糖溶液,输液中添加维生素 B_6、维生素 C 及氯化钾)的基础上加用小半夏汤合橘皮竹茹汤,临床总有效率较单纯西医治疗提高了 20% 以上[1]。而小半夏汤穴位贴敷能够有效降低孕妇尿酮体水平,减轻、改善乏力头晕、恶心呕吐等症状[2]。此外,小半夏汤还可以治疗多种其他类型的呕吐,如神经性呕吐[3]、中风后呃逆[4]、腰椎术后呕吐[5]、胃镜检查呕吐[6]、慢性肾衰竭呕吐[7]等。小半夏汤在临床应用时往往结合其他中医特色疗法,如针刺[8]、耳穴压豆[9]、穴位贴敷[10]等,疗效显著。

（2）其他临床应用

王倩[11]运用四逆散合小半夏汤加减治疗胆汁反流性胃炎,苏成霞等[12]使用四逆散合小半夏汤加味治疗肝胃不和型反流性食管炎,刘宏等[13]则配合兰索拉唑治疗反流性食管炎,均取得良好效果。肠梗阻是直肠癌术后常见并发症,用小半夏汤配合麻仁润肠丸,治疗肠梗阻,此方案已有韦勇占[14]、郎睿等[15]临床实践证明可行。此外,柳巧红等[16]使用苓桂术甘汤加小半夏汤治疗梅尼埃病,杨胜男[17]采用小半夏汤配合隔姜灸治

[1] 刘金艳 . 小半夏汤合橘皮竹茹汤治疗妊娠恶阻的临床分析 [J]. 河北中医药学报 ,2016,31(2):28-31.

[2] 张双 , 邓飞 . 小半夏汤穴位贴敷治疗妊娠恶阻的临床研究 [J]. 实用妇科内分泌电子杂志 ,2022,9(34):55-58.

[3] 陈岩 , 路勇 . 苓桂术甘汤合小半夏汤治疗神经性呕吐 21 例 [J]. 浙江中医杂志 ,2005(9):395.

[4] 李惠玲 . 小半夏汤合橘皮竹茹汤治疗中风后呃逆 52 例 [J]. 中国民间疗法 ,2014,22(3):41.

[5] 胡昌凯 , 孙绍裘 . 小半夏汤合胃复安治疗腰椎术后所致呕吐 30 例疗效观察 [J]. 湖南中医杂志 ,2016,32(3):90-91.

[6] 孙敏 , 曾旭燕 , 汪真真 , 等 . 内关穴揿针防治胃镜检查所致恶心、呕吐的临床研究 [J]. 上海针灸杂志 ,2015,34(11):1114-1115.

[7] 徐桂芬 , 石焕玉 , 霍长亮 . 小半夏汤加减治疗慢性肾功能衰竭呕吐的临床观察 [J]. 中国中医药科技 ,2011,18(6):528-529.

[8] 崔艺馨 , 米继伟 , 唐潇然 , 等 . 小半夏汤联合穴位针刺治疗乳腺癌术后化疗相关性恶心呕吐的临床研究 [J]. 中国医药 ,2021,16(8):1231-1235.

[9] 卢冬彦 , 叶小卫 . 小半夏汤联合耳穴压豆治疗化疗后顽固性呃逆的疗效观察 [J]. 中医肿瘤学杂志 ,2020,2(4):15-18.

[10] 王海艳 . 小半夏汤穴位贴敷防治肿瘤患者化疗相关性恶心呕吐的临床疗效观察 [J]. 中国实用医药 ,2023,18(18):153-155.

[11] 王倩 . 四逆散合小半夏汤加减治疗胆汁反流性胃炎 58 例 [J]. 名医 ,2019(11):263.

[12] 苏成霞 , 胡运莲 . 四逆散合小半夏汤加味治疗肝胃不和型反流性食管炎的临床观察 [J]. 湖北中医杂志 ,2010,32(11):20-21.

[13] 刘宏 , 田嘉欣 , 韩宝茹 . 小半夏汤配合兰索拉唑治疗反流性食管炎 28 例临床观察 [J]. 中国老年学杂志 ,2010,30(10):1448-1449.

[14] 韦勇占 . 小半夏汤联合麻仁润肠丸对直肠癌术后反复肠梗阻患者胃肠功能的影响 [J]. 现代中医药 ,2019,39(5):78-80.

[15] 郎睿 , 张潇彤 , 王娟 , 等 . 小半夏汤联合麻仁润肠丸治疗直肠癌术后反复肠梗阻验案 [J]. 山东中医杂志 ,2018,37(5):425-426.

[16] 柳巧红 , 刘青山 . 苓桂术甘汤联合小半夏汤治疗梅尼埃病 40 例 [J]. 陕西中医 ,2012,33(2):167-168.

[17] 杨胜男 . 小半夏汤配合隔姜灸治疗老年糖尿病性胃轻瘫 30 例 [J]. 中国中医药现代远程教育 ,2018,16(2):99-101.

疗老年糖尿病性胃轻瘫，刘耕涛等[1]则取其涤痰升清阳、化饮复升降，治疗头晕的功效，治疗由痰饮内阻导致气机升降失调而致的头晕，均取得良好疗效，值得临床推广应用。

2. 小半夏汤的抗呕吐机制研究

在本研究的关键词分析中，"化疗""大鼠""顺铂""异食癖"等可以体现该研究热点。以聂克等为核心的研究团队，通过构建化疗性异食癖大鼠模型来探究小半夏汤在干预神经递质调节方面的抗呕吐机制，发现小半夏汤治疗 CINV 的机制与降低回肠与延髓色氨酸羟化酶（TPH）水平、提高单胺氧化酶 A（MAOA）水平，继而抑制 5- 羟色胺（5-HT）合成、促进 5-HT 代谢有关[2]。他们还发现抑制多巴胺（DA）合成[3]，降低 P 物质含量、下调神经激肽（NK_1）受体 mRNA 表达[4]，阻断 5-HT_3 和 NK_1[5]，都可能是小半夏汤抗呕吐的部分作用机制。刘婉青等则发现小半夏汤可显著改善化疗药物顺铂所致模型鼠的胃排空障碍和小肠推进亢进[6]，抑制大鼠离体回肠自主运动[7]，小半夏汤还可改善抑制或亢进病理状态下小鼠的胃肠运动，对胃肠动力具有双向调节作用[8]。因此，改善化疗药物引起的胃肠动力障碍也是小半夏汤的抗呕吐机制之一。张启龙、杜静、李贵生、聂克等人组成的研究团队发现，小半夏汤可能通过抑制 NF-κB 炎症级联通路，降低促炎性细胞因子的合成，控制胃肠道炎症损伤[9]，还可降低化疗大鼠血清中活性氧（ROS）的含量，提高超氧化物歧化酶（SOD）和谷胱甘肽过氧化物酶（GSH-Px）的水平，发挥其抗氧化作用[10]，从而防治胃肠道黏膜炎以起到抗呕吐的作用。此外，冼奕宏等[11]发现 5-HT_3 受体、炎症、呕吐三者之间存在密切联系，认为抑

[1] 刘耕涛，岳妍. 小半夏汤治眩晕 1 例 [J]. 新疆中医药 ,2016,34(1):63.

[2] 于功昌，张勇，聂克. 小半夏汤对急性化疗性异食癖模型大鼠 5-HT 合成与代谢的影响 [J]. 山东中医药大学学报 ,2015,39(3):277-280.

[3] 于功昌，张勇，聂克. 小半夏汤对化疗性异食癖大鼠多巴胺合成与代谢的影响 [J]. 中药新药与临床药理 ,2015,26(6):770-774.

[4] 于功昌，张勇，杜秀伟，等. 小半夏汤对化疗性异食癖大鼠 P 物质和 NK_1 受体的影响 [J]. 中药药理与临床 ,2015,31(1):17-20.

[5] 杜静，张启龙，李贵生，等. 小半夏汤对 1-PBG 和 P 物质致异食癖大鼠脑干 Fos 蛋白表达的影响 [J]. 中药药理与临床 ,2019,35(4):15-20.

[6] 刘婉青，杨莹，郝菲菲，等. 小半夏汤对化疗小鼠胃排空和小肠推进异常的改善作用 [J]. 山东中医杂志 ,2017,36(3):234-236.

[7] 刘婉青，郝菲菲，聂克. 小半夏汤对大鼠离体回肠运动影响实验研究 [J]. 辽宁中医药大学学报 ,2018,20(1):33-35.

[8] 刘婉青，郝菲菲，聂克. 小半夏汤对小鼠胃排空和小肠推进的影响 [J]. 辽宁中医杂志 ,2018,45(4):832-834.

[9] 杜静，张启龙，李贵生，等. 小半夏汤对化疗致胃肠黏膜炎模型大鼠胃肠组织 NF-κB、IL-1β、TNF-α mRNA 和蛋白表达水平的影响 [J]. 山东中医杂志 ,2018,37(12):1020-1026.

[10] 杜静，张启龙，李贵生，等. 小半夏汤对化疗大鼠胃肠黏膜修复及其抗氧化应激作用的研究 [J]. 辽宁中医杂志 ,2018,45(4):851-853,896.

[11] 冼奕宏，李雅琦，陈斯琪，等. 基于 RNA-Seq 技术分析小半夏汤抑制 1-PBG 诱导的大鼠异食癖行为的转录组学特征 [J]. 中药药理与临床 ,2020,36(6):47-52.

制炎症反应相关通路的激活、改善机体对营养物质的消化与吸收功能，可能是小半夏汤抗呕吐的潜在作用机制。

3. 小半夏汤的网络药理学研究

周域等[1]发现小半夏汤 16 种活性成分作用于 209 个靶基因，主要富集在心血管、神经、癌症、炎症等 7 大类 30 条 KEGG 通路；包括主要参与轴突再生、神经元投影再生等神经生物过程的 43 个关键靶基因，认为小半夏汤还可能在炎症、癌症，以及心血管和神经系统方面具有药理作用。陈斯琪等[2]获得关于 CINV 的 148 个靶点，小半夏汤 27 个有效成分（其中 22 个与 CINV 相关），38 个防治靶点，基因本体（GO）分析 67 个生物学过程，11 个细胞组分，18 个分子功能，21 条 KEGG 通路。她认为 Rap1（Ras-proximate-1）可能在通路中起重要作用，Rap1 信号通路将 Rap1 与呕吐相关的环磷酸腺苷（cAMP）、Ca^{2+}、蛋白激酶 A（PKA）、细胞外信号调节激酶（ERK）等联系起来，这为小半夏汤防治机制研究提供了思路。总之，网络药理学分析显示了小半夏汤多成分、多靶点、多通路、多效应的药理作用特点，符合中医药"整体性"思想，为进一步探究小半夏汤抗呕吐机制与其他临床应用提供了研究依据和思路。

（三）发展趋势

小半夏汤作为一种传统中医方剂，其抗呕吐功效及其药理研究近年来取得了显著进展，同时对其剂量、配伍和研究综述亦有所涉及。结合时间线视图与关键词突现图谱，进一步分析其近二十年来的研究动态。

在 2004—2006 年间，主要针对小半夏汤的方剂用量进行了考辨，强调了在保持传统配伍原则基础上，合理调整剂量对于提高治疗效果的重要性，同时也为临床用药提供了科学依据。2007—2021 年的研究主要围绕小半夏汤的抗呕吐效果，阐释了小半夏汤在治疗呕吐，尤其是妊娠恶阻、化疗性呕吐等方面的有效性，并对小半夏汤的抗呕吐机制进行了深入研究，涉及调节神经递质水平、调节胃肠道运动，以及减轻胃肠道黏膜炎等多个方面。2019—2023 年，通过网络药理学，筛选、预测小半夏汤主要活性成分、靶点、通路及生物过程，探讨其药效物质及作用机制，探讨了其多途径、多靶点的药理作用特点。

小半夏汤的研究动态呈现出从传统经验向现代科学验证的转化趋势。未来可能会更加侧重于通过现代科学技术深入解析其作用机理，开展更多高质量的临床试验，以进一步证实其疗效，拓宽其应用范围，为小半夏汤在现代医疗中的合理使用提供更加

[1] 周域,王博龙,张秀美,等.基于网络药理学方法分析小半夏汤药效物质及作用机制 [J].中国民族民间医药,2019,28(22):36-42,88.

[2] 陈斯琪,聂克.基于网络药理学探讨小半夏汤防治化疗性恶心呕吐的作用机制 [J].中国实验方剂学杂志,2020,26(3):156-165.

坚实的证据基础，这对进一步明确小半夏汤的价值有着重要的意义。

（四）研究建议

小半夏汤的研究呈现出从传统经验向现代科学验证的发展趋势。小半夏汤的临床应用、作用机理及网络药理学是当下的研究热点。在小半夏汤的临床应用方面，以治疗化疗性呕吐与妊娠恶阻为主，且其他临床应用正在不断拓展；在抗呕吐的作用机理方面，以干预神经递质调节、调节胃肠动力、减轻胃肠道黏膜炎为主要研究方向；网络药理学的研究在近几年取得较大成就。此外，现有的文献虽然表明作为小半夏汤主要成分的半夏和生姜均具有相关抗炎活性[1]，且小半夏汤的抗呕吐机制与其抑制炎症反应有关，但目前关于小半夏汤抗炎作用的具体研究较少，缺少对其抗炎作用的系统性研究，其抗炎作用具有深入研究的价值，可能成为未来小半夏汤研究的重点。

本研究以中国知网数据库中的中文期刊文献为研究资料，通过 CiteSpace 软件分析小半夏汤的中文文献年度发文量，以及小半夏汤研究文献相关作者、机构、关键词的结构网络关系，对小半夏汤的研究热点、发展趋势进行梳理。值得注意的是，本研究仅使用 CNKI 数据库收录的文献进行可视化分析，未能收集并分析部分发表于其他数据库如万方、维普等数据库的文献资料，少量外文文献因数量不足（8 篇）而未纳入研究，可能会造成此次研究的结果存在片面性。但本文在小半夏汤研究领域的知识图谱分析方面，对目前的研究成果进行了整理和总结，对于了解小半夏汤的研究现状和发展趋势，仍具有较大的实用价值，在一定的程度上可为后续研究提供参考，对明晰小半夏汤等经方的价值有着重要的意义。期待未来不同研究团队或机构之间加强交流合作，整合优势资源，深入拓展研究，更好地发展中医药。

[1] 蔡聪聪 , 侯宇 , 巩丽丽 . 小半夏汤有效成分及其抗炎作用研究进展 [J]. 世界最新医学信息文摘 ,2017,17(41):30-31.

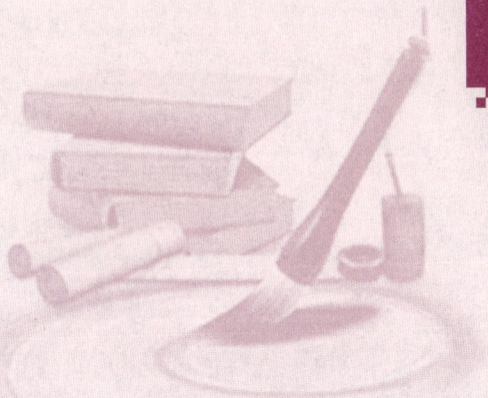

第三章　大黄牡丹汤

大黄牡丹汤首载于《金匮要略》，药方组成为大黄、牡丹皮、桃仁、冬瓜仁、芒硝 5 味药，常用于治疗肠痈初起，湿热淤积证。通过对东汉至民国时期大黄牡丹汤相关医籍文献的系统整理、考证与分析，梳理出大黄牡丹汤的历史发展脉络，并结合可视化图谱及文献阅读，探讨其研究热点并对未来发展趋势进行预测，以期为未来有关大黄牡丹汤的研究及其临床应用提供相关思路和可靠依据。

第一节　　大黄牡丹汤的历史沿革与关键信息考证

大黄牡丹汤为《脾胃系病常用经典名方专家共识（2023 年修订版）》所收录的第 9 首方剂。该方历史悠久，临床疗效显著，从古至今备受医家关注。当前学界对此方的研究主要围绕药理分析、作用机制、临床疗效等方面展开，从文献考证角度研究其历史源流、主治变化、剂量用法等尚显不足。本文基于东汉至民国时期的中医古籍文献，系统梳理与考证大黄牡丹汤的历史源流、药物组成、方义、煎服方法、药物基原、炮制、用量等关键信息，旨在为大黄牡丹汤的现代研究与临床应用提供文献依据。

经统计，共获取大黄牡丹汤相关文献 139 条，涉及 80 部医籍。大黄牡丹汤出自东汉张仲景《金匮要略》，检索发现其 9 首异名方，如牡丹散、冬瓜子汤等。历代医家对于其基本方义、功用主治无太大争议，该方被广泛用于外科、内科、妇科等多科病症的治疗，如肠痈、臌胀、交肠等。经文献考证，推荐临床用量为大黄 24.00g，牡丹皮 6.00g，冬瓜子 20.00g，芒硝 9.00g，桃仁 15.00g；煎服法为以水 1200.00mL 煎煮至 200.00mL，去药渣，加入芒硝，再煎沸，顿服；药物炮制方法参考《中国药典》相关规定，大黄、牡丹皮、冬瓜子、桃仁均采用生品入药，芒硝采取萝卜制。

一、资料与方法

（一）文献数据来源

①查阅《中医方剂大辞典》"大黄牡丹汤"相关条目；②检索《中华医典》等中医古籍数据库，以"大黄牡丹汤"为关键词进行全文检索，并检索其不同剂型的方名

"大黄牡丹散""大黄牡丹丸"，其异名方如"牡丹散""冬瓜子汤""牡丹皮散"等，同时查阅纸质版书籍进行比对、核实，必要时查阅原版古医籍；③基于中国知网、维普、万方等数据库，中国知网检索式为"SU= 大黄牡丹汤"，万方检索式为"主题：大黄牡丹汤"，维普检索式为"M= 大黄牡丹汤"，设置检索时间为建库至 2024 年 4 月 30 日，收集大黄牡丹汤相关研究进展。

（二）纳排标准

1. 纳入标准

①中华人民共和国成立以前的中医药古籍；②明确记载大黄牡丹汤及异名方药物组成、功效主治、剂量服法等信息；③药物组成与大黄牡丹汤及异名方中大黄、牡丹皮、桃仁、瓜子、芒硝 5 味药基本相同；另外，方中瓜子这味药历代医籍记载不同，若方中瓜子为冬瓜子、甜瓜子、瓜蒌及瓜蒌子的文献一并纳入。

2. 排除标准

①仅存方名，未记载药物组成、功效主治、剂量服法等信息；②与大黄牡丹汤及其异名方同名但药物组成不同者（同名异方）；③对原方药物加减超过 2 味（包括 2 味药）者。

（三）数据规范

①以原书所载内容为准，原则上不作修改，但为简化表格，可适当提取关键信息；②大黄牡丹汤及异名方相关知识主要包括方名、来源出处、朝代、功效主治、药物组成、剂量、炮制、煎服法等；③对病症术语进行规范，如"大肠痈"统一为"肠痈"，"胃脘痛"统一为"胃痛"，"产后血运"统一为"产后血晕"，与《金匮要略》原文功效主治一致者，统一标注为"治同原文"；④不同历史时期的中医古籍中所涉质量及容量单位如斤、两、钱、升、合等转换为现在单位克或毫升，转化标准参考《中国科学技术史·度量衡卷》；⑤建立 Excel 表格，并以成书年代先后为序，对相关数据进行筛选、统计、分析。

二、结果与分析

（一）入选方剂、医籍

通过检索，共获取大黄牡丹汤及其 9 首异名方牡丹散、冬瓜子汤、牡丹皮散、牡丹饮子、牡丹汤、牡丹皮汤、大黄汤、丹皮汤、大黄牡丹皮汤相关有效数据 139 条，涉及各类中医古籍 80 部，其中包含日本医籍 25 部，朝鲜医籍 1 部。时间分布为东汉 1 部、西晋 1 部、唐代 1 部、宋代 7 部、元代 1 部、明代 14 部、清代 51 部、民国 4 部。

（二）处方源流

大黄牡丹汤首载于《金匮要略》，元代邓珍本与明代吴迁抄本所载大黄牡丹汤的主治、药物组成并无区别。吴迁本煎服法有"㕮咀"二字。详见表3-1。

表3-1　《金匮要略》大黄牡丹汤原文异同比较

版本	主治	药物组成	煎服法
《新编金匮方论》（邓珍本）	肠痈者，少腹肿痞，按之即痛如淋，小便自调，时时发热，自汗出，复恶寒。其脉迟紧者，脓未成，可下之，当有血。脉洪数者，脓已成，不可下也	大黄四两　牡丹一两　桃仁五十枚（去皮尖）瓜子半升　芒硝三合	上五味，以水六升，煮取一升，去滓，内芒硝，再煎沸，顿服之。有脓当下，如无脓，当下血
《金匮要略方》（吴迁本）	同上	同上	上五味，㕮咀，以水六升，煮取一升，去滓，内芒硝，再煎一沸，顿服之。有脓当下，如无，当下血

共检索到9种大黄牡丹汤异名方，详见表3-2。异名方在药物用量、主治、服用方法等方面略有改变。宋代出现的牡丹散、冬瓜子汤、牡丹皮散、牡丹饮子等异名方主治产后血晕，受宋代散剂盛行影响，改汤剂为煮散。其中《太平圣惠方》[1]所收录牡丹散煮散时需加生姜半分；明代医籍中出现了牡丹皮汤、大黄汤，需食前服用；清代医籍中出现了丹皮汤，主治胃痈及肠痈。

表3-2　大黄牡丹汤及异名方

方名	出处	朝代	主治
大黄牡丹汤	《金匮要略》[2]	东汉	肠痈，少腹肿痞，按之痛如淋，小便自调，时发热，自汗，恶寒
牡丹散	《太平圣惠方》[1]	宋	产后血晕
冬瓜子汤	《圣济总录》[3]		产后血晕，腹胁疼痛，恶血不下，或成块者
牡丹皮散	《产育宝庆集方》[4]		产后血晕
牡丹饮子	《卫生家宝产科备要》[5]		产后血晕，闷乱神昏

[1] 王怀隐. 太平圣惠方 [M]. 北京：人民卫生出版社,1958:2523.

[2] 何任. 金匮要略校注 [M]. 北京：人民卫生出版社,1990:193.

[3] 赵佶. 圣济总录 [M]. 北京：人民卫生出版社,1962:2617.

[4] 郭稽中. 产育宝庆集方 [M]// 曹炳章. 中国医学大成续集. 上海：上海科学技术出版社,2000:9.

[5] 朱端章. 卫生家宝产科备要 [M]. 北京：人民卫生出版社,1956:28.

续表

方名	出处	朝代	主治
牡丹汤	《仁斋直指方论》[1]	宋	治同原文
牡丹皮汤	《薛氏医案》[2]	明	专治肠痈
大黄汤	《外科理例》[3]		肠痈小腹坚肿，按之则痛，肉色如故或焮赤微肿，小便数，汗出憎寒
丹皮汤	《外科大成》[4]	清	胃痈肠痈，腹肿痞坚，按之即痛，脉迟而紧
大黄牡丹皮汤	《金匮要略论注》[5]		治同原文

注：表中所列医籍为异名方最早出处。《备急千金要方》[6]记载，大黄牡丹汤在《肘后备急方》中名瓜子汤，而《肘后备急方》现行本中并未有此记载，故排除。

（三）药物组成

经检索，获取大黄牡丹汤药物组成相关数据 78 条，多数与《金匮要略》原方组成相同。值得关注的是，历代医家对瓜子这味药存在不同认识，详见表 3-3。

表 3-3 大黄牡丹汤药物组成

朝代/国家	方名	出处	组成				
东汉	大黄牡丹汤	《金匮要略》[7]	大黄	牡丹皮	桃仁	芒硝	瓜子
宋	牡丹汤	《仁斋直指方论》[1]	大黄	牡丹皮	桃仁	芒硝	瓜蒌实
明	牡丹汤	《普济方》[8]	大黄	牡丹皮	桃仁	芒硝	瓜蒌子
	大黄牡丹汤	《外科理例》[9]	大黄	牡丹皮	桃仁	芒硝	
清	大黄牡丹汤	《伤寒绪论》[10]	大黄	牡丹皮	桃仁	芒硝	甜瓜子
日本	–	《医心方》[11]	大黄	牡丹皮	桃仁	芒硝	冬瓜仁

注：表中所列为首次记载了大黄牡丹汤不同药物组成的医籍；"–"指书中未明确记载方名，但据药物组成可判断为"大黄牡丹汤"。

[1] 杨士瀛. 仁斋直指方论 [M]. 盛维忠，王致谱，傅芳，等校注. 福州：福建科学技术出版社,1989:603.

[2] 薛己. 薛氏医案 [M]. 张慧芳，伊广谦，校注. 北京：中国中医药出版社,1997:1204.

[3] 汪机. 外科理例 [M]. 北京：商务印书馆,1957:285.

[4] 祁坤. 外科大成 [M]. 上海：上海卫生出版社,1957:264.

[5] 徐彬. 金匮要略论注 [M]. 长沙：湖南科学技术出版社,2014:677-679.

[6] 孙思邈. 备急千金要方 [M]. 北京：人民卫生出版社,1955:418-419.

[7] 何任. 金匮要略校注 [M]. 北京：人民卫生出版社,1990:193.

[8] 朱橚. 普济方：第 7 册 [M]. 北京：人民卫生出版社,1983:395.

[9] 汪机. 外科理例 [M]. 北京：商务印书馆,1957:231.

[10] 张璐. 伤寒绪论 [M]. 许敬生，施淼，范敬，校注. 北京：中国中医药出版社,2015:228-229.

[11] 丹波康赖. 医心方 [M]. 北京：人民卫生出版社,1955:350.

　　宋以前医籍所载"大黄牡丹汤"方中瓜子一味仅记载为"瓜子"，对于所用瓜子的具体类别没有更进一步的说明。至宋代，日本医家丹波康赖《医心方》中记载为"冬瓜仁"，杨士瀛所著《仁斋直指方论》中记载为"瓜蒌实"；明代官修方书《普济方》中记载为"瓜蒌子"，汪机所著《外科理例》中无此味药；清代张璐所著《伤寒绪论》中记载为"甜瓜子"。

　　经统计，在明确记载了方中瓜子种类的医籍文献中，冬瓜子出现的频次最高，瓜蒌子次之，而甜瓜子与瓜蒌并不常见，详见表3-4。值得注意的是，瓜蒌与瓜蒌子存在一定的毒副作用，需谨慎使用。相对而言，冬瓜子药食两用，安全性较高，且能清热化痰，消肿排脓，配伍大黄、牡丹皮、桃仁等，可活血通经、清热逐瘀，用于脾病疗效佳[1]。结合《方剂学》[2]《金匮要略》[3]统编教材，并在知网、维普、万方等数据库检索"大黄牡丹汤"的临床观察类文献，发现当前大黄牡丹汤的应用以冬瓜子最为常见。李兵等[4]指出在考证经方药物基原时当注意古今衔接，因此，基于历代文献的相关记载，大黄牡丹汤中的瓜子推荐应用冬瓜子。

表 3-4　大黄牡丹汤中的瓜子类别

类别	出处	出现频次	涉及医书/本
瓜子	《金匮要略》《备急千金要方》《三因极一病证方论》《丹溪手镜》《医灯续焰》《金匮要略广注》《金匮玉函经二注》《千金方衍义》《医宗金鉴》《金匮悬解》《长沙药解》《类聚方》《长沙证汇》《古方分量考》《产科发蒙》《疡科心得集》《金匮玉函要略辑义》《外科集腋》《观聚方要补》《奇正方》《疡科方筌》《高注金匮要略》《经方例释》《类聚方议》《方剂辞典》《脉因证治》	26	26
冬瓜子	《医心方》《太平圣惠方》《圣济总录》《产育宝庆集方》《三因极一病证方论》《卫生家宝产科备要》《普济方》《医学纲目》《赤水玄珠》《证治准绳》《济阴纲目》《金匮要略论注》《沈注金匮要略》《金匮要略心典》《四圣心源》《救急选方》《金匮要略浅注》《成方便读》《本草简要方》《脉因证治》	22	20
瓜蒌子	《普济方》《痈疽神秘验方》《医学正传》《外科理例》《医学入门》《证治准绳》《薛氏医案》《东医宝鉴》《医方集宜》《外科大成》《医宗金鉴》《杂病源流犀烛》《疡科方筌》	18	13
甜瓜子	《伤寒绪论》《金匮要略直解》《张氏医通》《绛雪园古方选注》《退思集类方歌注》	5	5
全瓜蒌	《仁斋直指方论》《类证治裁》《血证论》	4	3
瓜子不入方	《外科理例》《景岳全书》《薛氏医案》	3	3

[1] 杨钧涵, 孙婉萍, 谢明. 冬瓜子中医药用药规律的数据挖掘 [J]. 中医药临床杂志,2024,36(1):110-117.
[2] 李冀, 左铮云. 方剂学 [M]. 北京: 中国中医药出版社,2021:296.
[3] 范永升, 姜德友. 金匮要略 [M]. 北京: 中国中医药出版社,2021:222.
[4] 李兵, 张林, 詹志来, 等. 经典名方历史衍变与关键信息考证的共性问题探讨 [J]. 中国实验方剂学杂志, 2023, 29(1):1-8.

（四）方义分析

《金匮要略》原文未见大黄牡丹汤方义分析，至清代方见相关论述，经检索获取有效信息 8 条，详见表 3-5。徐彬、程林、李彣等医家认为本方所主病症由邪热与瘀血互结所致，方中芒硝、大黄泄热，瓜子、桃仁逐瘀溃脓，牡丹皮泻血络、逐血痹；王子接认为其病机为气血郁结，芒硝、大黄开气结，桃仁、牡丹皮下血结；张秉成认为本证由湿热瘀三邪所致，芒硝、大黄荡涤湿热瘀结，桃仁、牡丹皮清热破血，冬瓜子润肺行痰。

表 3-5　大黄牡丹汤方义

出处	作者	方义
《金匮要略论注》[1]	徐彬	牡丹、桃仁泻血络，芒硝、大黄下结热，冬瓜子下气散热
《金匮要略直解》[2]	程林	芒硝、大黄下实热，牡丹、桃仁、瓜子除脓血
《金匮要略广注》[3]	李彣	芒硝、大黄泄热，桃仁行瘀，丹皮逐血痹，去血分中伏火，瓜子溃脓血
《绛雪园古方选注》[4]	王子接	芒硝、大黄开大肠之结，桃仁、丹皮下将败之血，瓜子清肺润肠
《长沙药解》[5]	黄元御	丹皮、桃仁、瓜子排脓血，芒硝、大黄寒泄燔蒸，大黄泄热逐瘀，荡涤肠胃
《金匮悬解》[6]	黄元御	丹皮、桃仁、瓜子排脓血，芒硝、大黄洗荡郁蒸
《高注金匮要略》[7]	高学山	瓜子透痈溃毒，桃仁破瘀逐血，芒硝软坚消肿，牡丹皮外摄寒热、下趋大肠，统以大黄荡涤瘀积
《成方便读》[8]	张秉成	大黄行血，芒硝软坚，荡涤湿热瘀结，桃仁破血，冬瓜子润肺行痰，丹皮清血热

根据方元理论分析，大黄牡丹汤以三个经方方元为核心组成[9]，大黄 - 桃仁泄热化瘀、桃仁 - 牡丹皮凉血消痈、大黄 - 芒硝泻下通便，配伍冬瓜子透痈溃脓。

根据君臣佐使理论分析，方中大黄苦寒，泄热逐瘀，丹皮辛苦微寒，清血热、逐血痹，二药相合共为君药，下趋大肠，荡涤积滞；芒硝咸寒软坚，与大黄配伍，增强

[1] 徐彬 . 金匮要略论注 [M]. 长沙：湖南科学技术出版社 ,2014:677-679.
[2] 程林 . 金匮要略直解 [M]. 谢世平，李志毅，陈晓辉，等校注 . 北京：中国中医药出版社 ,2015:139.
[3] 李彣 . 金匮要略广注 [M].2 版 . 北京：中国中医药出版社 ,2007:212.
[4] 王子接 . 绛雪园古方选注 [M]. 赵小青，点校 . 北京：中国中医药出版社 ,1993:154.
[5] 孙洽熙 . 黄元御医学全书 [M]. 北京：中国中医药出版社 ,1996:886.
[6] 孙洽熙 . 黄元御医学全书 [M]. 北京：中国中医药出版社 ,1996:608.
[7] 高学山 . 高注金匮要略 [M]. 上海：上海卫生出版社 ,1956:256.
[8] 张秉成 . 成方便读 [M]. 上海：科技卫生出版社 ,1958:153.
[9] 杨莎莎 . 以方元为核心的经方组方规律研究 [D]. 北京：北京中医药大学 ,2012:57.

泻下之力，共开大肠之结，桃仁破溃脓血，有助君药祛瘀之功，二药共为臣药；冬瓜子味甘性微寒，功善清热排脓。肠痈病位在下，宜降不宜升，方中以沉降药为主，药力直达大肠，逐瘀泄热，消肿散结，清肠消痈。

（五）功效主治

经检索，获取大黄牡丹汤主治病症相关数据 139 条，经筛选除去转引文献后，有效数据 49 条，分布于 25 部医籍，涉及肠痈、产后血晕、胃痈、产后发热、便秘、产后癫狂、腹痛、交肠、消渴、淋证、臌胀、臀痈、痔疮、肛口痒、横痃、囊痈、肛漏、痢疾、恶露不下、闭经、乳痈、梅毒等 22 种病症，详见表 3-6。

表 3-6　大黄牡丹汤主治病症

朝代/国家	出处	主治病症
东汉	《金匮要略》[1]	肠痈，少腹肿痞，按之痛如淋，小便自调，时恶寒发热，自汗
唐	《备急千金要方》[2]	小腹重而强抑之，小便数似淋，自汗，恶寒，身皮甲错，腹皮急如肿，甚者腹胀大，转侧闻水声，或绕脐生疮，或脓从脐出，或便脓
宋	《太平圣惠方》[3]	产后血晕
	《圣济总录》[4]	产后血上冲心运闷，腹胁疞痛
	《产育宝庆集方》[5]	产后血晕
明	《外科理例》[6]	肠痈小腹坚肿，按之痛，肉色如故或焮赤微肿，小便数，汗出憎寒
	《外科启玄》[7]	肠痈右肿甚，右寸洪数，绕脐疮或脐出脓或便脓血
	《医方集宜》[8]	肠痈症腹濡而痛，时利脓
清	《张氏医通》[9]	胃痈在膈下，脓从大便出；肠痈下血，腹中疞痛，始发热恶寒，小腹满痛，小便淋涩
	《医宗金鉴》[10]	胃痈脉涩滞者
	《四圣心源》[11]	疽近肠胃，内热郁蒸者

[1] 何任 . 金匮要略校注 [M]. 北京：人民卫生出版社 ,1990:193.

[2] 孙思邈 . 备急千金要方 [M]. 北京：人民卫生出版社 ,1955:418.

[3] 王怀隐 . 太平圣惠方 [M]. 北京：人民卫生出版社 ,1958:2523.

[4] 赵佶 . 圣济总录 [M]. 北京：人民卫生出版社 ,1962:2617.

[5] 郭稽中 . 产育宝庆集方 [M]// 曹炳章 . 中国医学大成续集 . 上海：上海科学技术出版社 ,2000:9.

[6] 汪机 . 外科理例 [M]. 北京：商务印书馆 ,1957:285.

[7] 申斗垣 . 外科启玄 [M]. 北京：人民卫生出版社 ,1955:35.

[8] 丁凤 . 医方集宜 [M]. 上海：上海科学技术出版社 ,1988:280.

[9] 张璐 . 张氏医通 [M]. 北京：人民卫生出版社 ,2006:346-347.

[10] 吴谦 . 医宗金鉴 [M]. 北京：人民卫生出版社 ,2006:1496.

[11] 孙洽熙 . 黄元御医学全书 [M]. 北京：中国中医药出版社 ,1996:757.

续表

朝代/国家	出处	主治病症
清	《血证论》[1]	内痈初起吐脓；便脓
民国	《邃园医案》[2]	肠痈，腹中隐痛胀满，乍寒乍热，口渴，脉沉滑，按其腹濡而痛，间露紫筋
日本	《药征》[3]	小腹肿痞
	《家塾方与方极》[4]	脐下有坚块，按之痛，便脓血者
	《长沙证汇》[5]	小便自可、腹痛、恶寒发热汗出属肠痈者
	《产科发蒙》[6]	产后乍寒乍热，或阵发腰腹剧痛，或渴好热汤，阴门下瘀液臭汁；产后热盛便秘；产后癫狂
	《生生堂治验》[7]	腹痛四肢急缩，昏绝肢厥，腹痛，脱肛下脓血，心中懊恼，食不下咽；腰腹阵痛，烦闷，脉数无力，按脐下有黏屎从前阴出，经闭日久
	《观证辨》[8]	血滞所致日晡所发热，恶寒者，额上黑，腹胀，大便黑，少腹肿痞，自汗；水血凝滞所致少腹肿痞，发热；肠痈发热汗出者
	《险证百问》[9]	消渴，小便癃闭者；淋证，为宿疴或寒热羸瘦，脐下有坚块
	《续建殊录》[10]	经闭，脐下有块，按之痛；臌胀病势危急
	《温疫论私评》[11]	小便胶浊及溺血剧者
	《疡科方筌》[12]	痈毒赤肿，二便难，发热烦躁；小腹结肿及肠臀痈；痔疾热证，瘀血作痛者；肛口痒
	《疗治知要》[13]	横痃，阴囊痈；痔漏；腹痛
	《证治摘要》[14]	脓血痢；血臌；产后小腹有块或水肿；经闭少腹有坚块；乳痈毒深脓少不大便；霉疮阴茎肿者；痈疽便秘日久，口舌干燥或生黑苔，腹满谵语；内痔，无肠内破裂但痛

[1] 唐宗海. 血证论 [M]. 北京：人民卫生出版社, 1990:43,55.

[2] 萧琢如. 邃园医案 [M]. 北京：中国中医药出版社, 2017:50.

[3] 吉益东洞, 村井杶. 药征及药征续编 [M]// 陈存仁. 皇汉医学丛书. 北京：人民卫生出版社, 1955:4.

[4] 吉益东洞. 家塾方与方极 [M]// 陈存仁. 皇汉医学丛书. 上海：上海中医学院出版社, 1993:12.

[5] 田中荣信. 长沙证汇 [M]// 陈存仁. 皇汉医学丛书. 上海：上海中医学院出版社, 1993:7.

[6] 片仓元周. 产科发蒙 [M]// 陈存仁. 皇汉医学丛书. 上海：上海中医学院出版社, 1993:37-38,62,74.

[7] 中神琴溪. 生生堂治验 [M]// 陈存仁. 皇汉医学丛书. 上海：上海中医学院出版社, 1993:17,25.

[8] 吉益南涯. 吉益南涯医论集 [M]. 唐玲玲, 校注. 北京：学苑出版社, 2009:58,63,69.

[9] 吉益南涯. 吉益南涯医论集 [M]. 唐玲玲, 校注. 北京：学苑出版社, 2009:295-296.

[10] 黄小龙. 吉益东洞古方医学全集：续建殊录 [M]. 北京：中国中医药出版社, 2018:355-356,358.

[11] 秋吉云庵. 温疫论私评 [M]// 陈存仁. 皇汉医学丛书. 上海：上海中医学院出版社, 1993:47.

[12] 大塚敬节, 矢数道明. 近世汉方医学书集成：华冈青洲（二）[M]. 东京：名著出版, 1986:345,368,427,433.

[13] 大塚敬节, 矢数道明. 近世汉方医学书集成：本间枣轩（三）[M]. 东京：名著出版, 1986:67,151,219.

[14] 中川成章. 证治摘要 [M]// 陈存仁. 皇汉医学丛书. 上海：上海中医学院出版社, 1993:11,23,79,80,85,111,113,122.

历代医家遵《金匮要略》所载大黄牡丹汤证辨证要点，以泄热逐瘀，散结消肿之功效为根本，拓展应用于内科、外科、妇科等多种病症。邪气侵犯部位不同，临床则有不同表现。例如，胃肠积热则见胃痛、肠痈；邪毒气血凝聚于腹则见臌胀；湿热下注则见淋证、痢疾、痔疮、肛漏、肛口痒等；湿热毒邪壅阻乳络则见乳痈；热结血室则见闭经；产后感染邪毒，侵入胞宫则产后发热；产后瘀血停滞，上扰心神则见产后癫狂；产后瘀阻气闭则见产后血晕；瘀血合湿热之邪阻滞脉络则见交肠；感染疫毒，毒邪与湿热相合，流注于经脉，则见横痃、梅毒。

近代医家应用大黄牡丹汤治疗疾病疗效亦佳，民国时期日本医家大塚敬节所著《中国内科医鉴》记载此方用于治疗盲肠炎、结核性腹膜炎、动脉硬化等病症[1]。现代研究的大黄牡丹汤主治病症也符合《金匮要略》的辨证要点，主要包括急性胰腺炎[2]、急性阑尾炎[3]、结肠癌[4]、术后早期炎性肠梗阻[5]等疾病。

（六）药物基原与炮制

1. 大黄

大黄首载于《神农本草经》，2020年版《中国药典》记载大黄药物基原为蓼科植物掌叶大黄 *Rheum palmatum* L.、唐古特大黄 *Rheum tanguticum* Maxim. ex Balf.、药用大黄 *Rheum officinale* Baill.3个品种。翁倩倩等[6]指出唐古特大黄品质最优，掌叶大黄次之，药用大黄稍差。大黄牡丹汤所治疾病大多为急重症，故建议使用唐古特大黄的干燥根茎。

张仲景所著的《伤寒论》记载大黄的炮制方法主要为"去皮"[7]，《金匮要略》记载"酒浸"[8]；南北朝时，雷敩的《雷公炮炙论》记载大黄需"以文如水旋斑紧重者，锉片蒸之"，然后晒干，"又洒腊水蒸之"，再次晒干，"却洒淡蜜水，再蒸一伏时"[9]。至唐代，其炮制方法更加丰富，王焘的《外台秘要》记载了大黄"酒洗""蒸之二斗米下"[10]

[1] 大塚敬节.中国内科医鉴[M]//陈存仁.皇汉医学丛书.上海：上海中医学院出版社,1993:110,126,154.

[2] 王琼,汪永锋,张延英,等.基于网络药理学和实验验证探讨大黄牡丹汤改善大肠湿热型急性胰腺炎大鼠胰腺损伤的机制[J].中国实验方剂学杂志,2023,29(20):61-68.

[3] 王保刚,刘滨滨,张宜霞.中西医结合治疗急性阑尾炎临床观察[J].中国中医药现代远程教育,2024,22(14):96-98.

[4] 张泽鑫,林思其,刘紫凤,等.基于网络药理学和生物信息学的大黄牡丹汤治疗结肠癌的分子靶点鉴定和预后模型构建[J].中国现代应用药学,2022,39(15):1925-1937.

[5] 张艳,张宸宇,夏长军,等.基于TLR4/Myd88/NF-κB通路探讨大黄牡丹汤对术后早期炎性肠梗阻大鼠的干预机制[J].中药药理与临床,2021,37(6):2-7.

[6] 翁倩倩,张元,赵佳琛,等.经典名方中大黄的本草考证[J].中国现代中药,2021,23(2):242-251.

[7] 张仲景.伤寒论[M].张永泰,李秋贵,整理.北京：中国中医药出版社,2022:60.

[8] 何任.金匮要略校注[M].北京：人民卫生出版社,1990:223.

[9] 雷敩.雷公炮炙论[M].施仲安,校注.南京：江苏科学技术出版社,1985:61.

[10] 王焘.外台秘要方[M].高文铸,校注.北京：华夏出版社,1993:31,66.

等炮制方法；宋代官修方书《圣济总录》记载了大黄要"锉炒"[1]，陈言的《三因极一病证方论》则取"蒸"[2]；元明时期，徐彦纯的《本草发挥》记载了"面裹蒸熟"[3]，倪朱谟的《本草汇言》记载了"酒、醋、姜汁制"[4]等方法；清代大黄炮制大多沿用前人之法。现代实验研究表明，生大黄泻下攻积、泻火解毒作用显著，大黄酒制后药力偏于上焦，且作用偏缓[5]。此外，张仲景应用大黄时对其炮制方法一般都有标明，而大黄牡丹汤中未做说明，推测可能使用的是生大黄[6]。故大黄牡丹汤中的大黄推荐使用唐古特大黄，炮制方法为"除去杂质，洗净，润透，切厚片或块，晾干"[7]。

2. 牡丹皮

牡丹皮首载于《神农本草经》，有学者考证指出，古今所用牡丹皮来源基本一致[8]，即为 2020 年版《中国药典》所载毛茛科植物牡丹 *Paeonia suffruticosa* Andr. 的干燥根皮。

《金匮要略》记载牡丹皮的炮制方法为"去心"[9]；《雷公炮炙论》记载"用酒细拌，蒸"[10]；宋代吴彦夔《传信适用方》记载了"焙""酒浸一宿"[11]等制法；元代葛可久《十药神书》记载了"烧灰存性"[12]等方法；明代张洁《仁术便览》记载了"去木，水洗""醋浸焙"[13]等方法；清代王维德的《外科证治全生集》中出现"面裹煨熟"[14]等方法。现代临证常用生品切制入药[15]。大黄牡丹汤中的牡丹皮推荐使用毛茛科植物牡丹的干燥根皮，炮制方法为"迅速洗净，润后切薄片，晒干"[16]。

3. 桃仁

桃仁首载于《神农本草经》，清代以前其植物来源主流为山桃或毛桃的种子，近

[1] 赵佶 . 圣济总录 [M]. 北京 : 人民卫生出版社 ,1962:2163.

[2] 陈无择 . 三因极一病证方论 [M]. 北京 : 中国中医药出版社 ,2007:301.

[3] 徐彦纯 . 本草发挥 [M]. 宋咏梅，李军伟，校注 . 北京 : 中国中医药出版社 ,2015:51.

[4] 倪朱谟 . 本草汇言 [M]. 上海 : 上海科学技术出版社 ,2005:305.

[5] 朱诗塔，雷鹏，李新中，等 . 掌叶大黄不同炮制品泻下、止血作用的比较研究 [J]. 中药材 ,2008,31(2):199-201.

[6] 王进宝，张磊，佟琳，等 . 经典名方桃核承气汤的历史沿革和处方考证 [J]. 中国实验方剂学杂志 ,2022,28(18):135-143.

[7] 国家药典委员会 . 中华人民共和国药典 :2020 年版　一部 [M]. 北京 : 中国医药科技出版社 ,2020:25.

[8] 张秀云 . 牡丹皮本草学考证 [J]. 安徽农业科学 ,2013,41(3):1052-1053,1127.

[9] 何任 . 金匮要略校注 [M]. 北京 : 人民卫生出版社 ,1990:38.

[10] 雷敩 . 雷公炮炙论 [M]. 施仲安，校注 . 南京 : 江苏科学技术出版社 ,1985:27.

[11] 吴彦夔 . 传信适用方 [M]. 臧守虎，校注 . 上海 : 上海科学技术出版社 ,2003:15,43.

[12] 葛可久 . 十药神书 [M]. 陈修园，注 . 北京 : 人民卫生出版社 ,1956:10.

[13] 张洁 . 仁术便览 [M]. 郭瑞华，王全利，史雪，等校注 . 北京 : 中国中医药出版社 ,2015:267.

[14] 王维德 . 外科证治全生集 [M]. 北京 : 人民卫生出版社 ,1956:31.

[15] 赵学龙，丁安伟，张丽，等 . 牡丹皮炮制历史沿革的研究 [J]. 中华中医药学刊 ,2008,26(9):1907-1910.

[16] 国家药典委员会 . 中华人民共和国药典 :2020 年版　一部 [M]. 北京 : 中国医药科技出版社 ,2020:179.

现代以来为蔷薇科植物桃或山桃的种子 [1] 与 2020 年版《中国药典》所载的药物基原一致。比较二者市场流通情况发现，桃仁流通广，质量佳，为主流商品 [2]。大黄牡丹汤中建议使用桃 Prunus persica（L.）Batsch 的干燥成熟种子。

《金匮要略》记载桃仁的炮制方法为"去皮尖，熬" [3]；南朝《雷公炮炙论》记载了桃仁与白术、乌豆共煮的方法，"用白术、乌豆和桃仁，同于瓦锅中煮" [4]；唐宋时期，主要采用炒法，如《太平惠民和剂局方》记载"去皮、尖及双仁者，控干，用面炒，令黄赤色为度" [5]；明清时期出现少数特殊炒法，如"干漆拌炒" [6]。现代实验研究证实，桃仁炮制后会导致药效成分流失，生用打碎活血力强 [7]。在临证应用中常取干净桃仁生用、捣碎入药 [8]。大黄牡丹汤中建议使用生桃仁，"除去杂质，用时捣碎" [9]。

4. 冬瓜子

《神农本草经》最早记载了瓜子；南朝陶弘景在《本草经集注》中指出瓜子"生嵩高平泽，冬瓜仁也，八月采之" [10]。2020 年版《中国药典》记载冬瓜子的药物基原是葫芦科植物冬瓜 Benincasa hispida（Thunb.）Cogn. 的干燥成熟种子。

《本草经集注》记载冬瓜子炮制方法为干燥后破壳取仁，即"燥，乃擂取仁用之" [10]，王兴法所辑校的《雷公炮炙论》记载其炮制方法为"日中曝令内外干，便杵，用马尾筛筛过" [11]。唐代孙思邈的《千金翼方》记载了"则绞切" [12] 的方法，孟诜的《食疗本草》记载了两种方法：其一，"绢袋盛之，投三沸汤中，须臾出，曝干，又内汤中，如此三度乃止，曝干，与清苦酒浸之一宿，曝干为末"；其二，"退去皮壳，捣为丸" [13]。宋代《圣济总录》记载了炒法，"微炒别研" [14]。明代陈嘉谟的《本草蒙筌》记载冬瓜子需研磨使用，即"收剥壳仁，研成霜" [15]。生冬瓜子现代临床多用于消痈排脓，炒后寒性缓和，则长于渗湿化浊 [16]。历版《中国药典》中仅 1963 年、1977 年两版收载冬瓜子。

[1] 易腾达，秦梦琳，王莎莎，等 . 桃仁的本草考证 [J]. 中国实验方剂学杂志 ,2021,27(8):142-150.

[2] 颜永刚 . 桃仁质量研究 [D]. 成都 : 成都中医药大学 ,2008:97.

[3] 何任 . 金匮要略校注 [M]. 北京 : 人民卫生出版社 ,1990:202.

[4] 雷敩 . 雷公炮炙论 [M]. 施仲安，校注 . 南京 : 江苏科学技术出版社 ,1985:37.

[5] 太平惠民和剂局 . 太平惠民和剂局方 [M]. 北京 : 人民卫生出版社 ,1985:434.

[6] 张璐 . 本经逢原 [M].2 版 . 北京 : 中国中医药出版社 ,2007:147.

[7] 吕文海，于少华 . 桃仁炮制的初步实验研究 [J]. 中国中药杂志 ,1993,18(4):214-217,254.

[8] 邓静，叶梦倩，彭杰，等 . 桃仁炮制历史沿革及现代研究进展 [J]. 中成药 ,2023,45(11):3713-3717.

[9] 国家药典委员会 . 中华人民共和国药典 :2020 年版　一部 [M]. 北京 : 中国医药科技出版社 ,2020:290.

[10] 陶弘景 . 本草经集注（辑校本）[M]. 尚志钧，尚元胜，辑校 . 北京 : 人民卫生出版社 ,1994:477.

[11] 雷敩 . 雷公炮炙论 [M]. 王兴法，辑校 . 上海 : 上海中医学院出版社 ,1986:48.

[12] 孙思邈 . 千金翼方 [M]. 北京 : 人民卫生出版社 ,1955:51.

[13] 孟诜 . 食疗本草 [M]. 张鼎，增补 . 北京 : 人民卫生出版社 ,1984:132-134.

[14] 赵佶 . 圣济总录 [M]. 北京 : 人民卫生出版社 ,1962:2617.

[15] 陈嘉谟 . 本草蒙筌 [M]. 北京 : 人民卫生出版社 ,1988:299.

[16] 孙亚男，王雯雯，段洪云 . 药食同源冬瓜子之妙用 [J]. 现代养生 B,2014(8):298.

大黄牡丹汤中冬瓜子建议使用生品，"除去杂质"[1]后入药。

5. 芒硝

芒硝首载于《名医别录》，在古代医籍中，芒硝、硝石、朴硝三者常常混淆，难以明确区分。现代临证所用芒硝属于朴硝精制品[2]，2020 年版《中国药典》记载芒硝为硫酸盐类矿物经加工精制而成的结晶体，主要成分为含水硫酸钠（$Na_2SO_4 \cdot 10H_2O$）。

《神农本草经》记载芒硝入药需要"炼"[3]；晋代葛洪的《肘后备急方》提出"熬令汁尽"[4]；王兴法辑校《雷公炮炙论》记载采取"先以水飞过，用五重纸滴过，去脚，于铛中干之，方入乳钵，研如粉"[5]的方法以提高洁净度；唐代蔺道人的《仙授理伤续断秘方》记载了"半两热汤泡化，用花叶纸滤过七次"[6]的方法；宋代唐慎微的《重修政和经史证类备用本草》中记载了烧制法，"纸裹三四重，炭火烧之"[7]；明代卢之颐的《本草乘雅半偈》提出萝卜制，"同莱菔煎炼"[8]；清代医籍多沿用辅料合制之法。历版《中国药典》中仅 1963 年版[9]记载芒硝具体炮制法，萝卜洗净切片煮透后，与皮硝共煮至全部溶化，取出过滤或澄清后倾出上层液，放冷至芒硝析出，现代芒硝炮制主要为萝卜制[10]。大黄牡丹汤中的芒硝建议选用朴硝精制品，采用萝卜制法。

（七）剂量分析与煎服法

经过检索，除《金匮要略》原文及对原方剂量未作修改或转引重复的书目外，药物组成中记载为瓜子及冬瓜子且明确以质量单位标注大黄牡丹汤剂量的文献共 15 条，主要分布于宋清时期。其中，唐代 1 条，宋代 5 条，明代 1 条，清代 8 条。

表 3-7 至表 3-9 所涉古医籍剂量皆根据《中国科学技术史·度量衡卷》，换算为现行单位克（g）或毫升（mL），唐代一两折算为 14.00g，一升折算为 600.00mL，宋代一两折算为 41.30g，明代及清代一两折算为 37.30g。东汉质量单位的换算，研究者们意见较不同，丘光明[11]将一两定为 13.875g，国家中医药管理局发布的《古代经典名方

[1] 国家药典委员会. 中华人民共和国药典:1977 年版 一部 [M]. 北京 : 中国医药科技出版社,1977:184.

[2] 王进宝, 张磊, 佟琳, 等. 经典名方桃核承气汤的历史沿革和处方考证 [J]. 中国实验方剂学杂志,2022,28(18):135-143.

[3] 马继兴. 神农本草经辑注 [M]. 北京 : 人民卫生出版社,1995:157.

[4] 葛洪. 肘后备急方 [M]. 北京 : 人民卫生出版社,1956:73.

[5] 雷敩. 雷公炮炙论 [M]. 王兴法, 辑校. 上海 : 上海中医学院出版社,1986:6.

[6] 蔺道人. 仙授理伤续断秘方 [M]. 北京 : 人民卫生出版社,1957:19.

[7] 唐慎微. 重修政和经史证类备用本草 [M]. 尚志钧, 郑金生, 尚元藕, 等点校. 北京 : 华夏出版社,1993:77.

[8] 卢之颐. 本草乘雅半偈 [M]. 冷方南, 王齐南, 校点. 北京 : 人民卫生出版社,1986:93.

[9] 国家药典委员会. 中华人民共和国药典:1963 年版 一部 [M]. 北京 : 中国医药科技出版社,1963:102.

[10] 杨萌, 李超英. 芒硝的炮制历史沿革、炮制方法及临床应用研究进展 [J]. 中药材,2020,43(12):3069-3073.

[11] 丘光明, 丘隆, 杨平. 中国科学技术史:度量衡卷 [M]. 北京 : 科学出版社,2001:249,333,346-347,391,416,430.

关键信息表（25 首方剂）》中将一两折算为 13.80g，柯雪帆等[1] 将一两折算为 15.625g。总的来说，东汉一两折算范围为 13.80 ～ 15.625g。

1. 东汉时期大黄牡丹汤剂量分析

瓮恒等[2] 测出芒硝一升为 160.00g，桃仁 10 枚为 3.00g，林轶群等[3] 测出东汉时冬瓜子一升为 39.80g。因此，东汉时期大黄牡丹汤的剂量范围为大黄 55.20 ～ 62.50g、牡丹皮 13.80 ～ 15.625g、冬瓜子 19.90g、芒硝 48.00g、桃仁 15.00g。

2. 唐代大黄牡丹汤剂量分析

唐代《备急千金要方》记载的大黄牡丹汤药物剂量为大黄 56.00g，牡丹皮 42.00g，冬瓜子 39.80g，桃仁 15.00g，芒硝 28.00g。其剂量较《金匮要略》稍有调整，牡丹皮、冬瓜子剂量增加，芒硝剂量减少。

3. 宋代大黄牡丹汤剂量分析

表 3-7　宋代大黄牡丹汤剂量

出处	大黄	牡丹皮	冬瓜子	桃仁	芒硝	剂型	主治与服用量
《太平圣惠方》[4]	41.30g	41.30g	113.97g	20.65g	41.30g	煮散	产后血晕，每服五钱
《圣济总录》[5]	82.60g	82.60g	41.91g	20.65g	41.30g	煮散	肠痈，每服五钱
	123.90g	82.60g	82.60g	15.00g	20.65g	煮散	产后血晕，每服三钱匕
《产育宝庆集方》[6]	41.30g	41.30g	6.98g	11.10g	41.30g	煮散	产后血晕，每服五钱
《三因极一病证方论》[7]	20.65g	5.16g	30.98g	20.65g	8.26g	煮散	肠痈，作一服

宋代散剂盛行，获取的大黄牡丹汤剂量相关有效数据均为散剂。其中《三因极一病证方论》中所载剂量为单次服用量，其余书中所载剂量均为治疗期间的服用总量。宋代大黄牡丹汤的单次服用量较汉唐时期明显减少，除了由汤剂到散剂变化的原因，也说明宋代医家已经意识到经方剂量过大，不再拘泥于经方的使用方法，而是根据临证需要灵活运用。

4. 明清时期大黄牡丹汤剂量分析

明代《证治准绳》中，大黄牡丹汤每次服用量为 18.65g。

[1] 柯雪帆，赵章忠，张玉萍，等.《伤寒论》和《金匮要略》中的药物剂量问题 [J]. 上海中医药杂志,1983(12):36-38.

[2] 瓮恒，陈亦工. 仲景方用药剂量的古今折算与临床应用[J]. 南京中医药大学学报(社会科学版),2014,15(3):161-164.

[3] 林轶群，穆兰澄，李青伟，等. 非衡量单位药物重量实测文献汇总分析 [J]. 中华中医药杂志,2018,33(2):740-743.

[4] 王怀隐. 太平圣惠方 [M]. 北京：人民卫生出版社,1958:2523.

[5] 赵佶. 圣济总录 [M]. 北京：人民卫生出版社,1962:2163,2617.

[6] 郭稽中. 产育宝庆集方 [M]// 曹炳章. 中国医学大成续集. 上海：上海科学技术出版社,2000:9-10.

[7] 陈无择. 三因极一病证方论 [M]. 北京：中国中医药出版社,2007:300-301.

　　清代医书中大黄牡丹汤的剂量存在两极分化，详见表3-8、表3-9。其一，由表3-8可知，《四圣心源》中服用量为52.22g，日本医书《古方分量考》中服用量仅为12.58g，两者剂量均较小；其二，由表3-9所列医籍可知，其记载的剂量与仲景原方基本相同，仅有个别药物存在差异，如《脉因证治》治疗肠痈时方中瓜子剂量记载为"一个"，疑为错写；《绛雪园古方选注》中大黄牡丹汤缺失了牡丹皮剂量的记载。在这些所载剂量较大的文献中，其主治及煎服方法等内容与《金匮要略》原文相似，这些记载更多体现出对经方原文的保留与解读，并非临证时如此使用，对临床用量参考价值不大。

表3-8　明清大黄牡丹汤剂量统计表

朝代/国家	出处	大黄	牡丹皮	冬瓜子	桃仁	芒硝	剂型	主治及服用量
明	《证治准绳》[1]	37.30g	37.30g	10.30g	9.00g	37.30g	煮散	产后血晕，每服五钱
清	《四圣心源》[2]	11.19g	11.19g	7.46g	11.19g	11.19g	汤剂	疽近肠胃，作一服
日本	《古方分量考》[3]	2.88g	2.24g	4.48g	1.49g	1.49g	汤剂	脐下坚块，便脓血，作一服

表3-9　清代大黄牡丹汤大剂量统计表

出处	大黄	牡丹皮	冬瓜子	桃仁	芒硝	剂型	主治及服用量
《金匮要略广注》[4]	149.20g	37.30g	298.40g	15.00g	240.00g	汤剂	肠痈，作一服
《绛雪园古方选注》[5]	149.20g	–	99.50g	15.00g	240.00g	汤剂	肠痈，作一服
《长沙药解》[6]	149.20g	37.30g	102.98g	15.00g	320.00g	汤剂	肠痈，作一服
《外科集腋》[7]	149.20g	37.30g	18.65g	15.00g	40.00g	汤剂	肠痈，作一服
《奇正方》[8]	149.20g	74.60g	298.40g	15.00g	240.00g	汤剂	肠痈，作一服
《脉因证治》[9]	149.20g	111.90g	1个	15.00g	74.60g	汤剂	肠痈，作一服

　　注：数据保留小数点后两位，"–"指书中未记载该药剂量。

　　统计所有关于大黄牡丹汤药物剂量的记载，发现历代所载剂量在《金匮要略》原

[1] 王肯堂.证治准绳 [M].北京：中国中医药出版社,1997:2003.

[2] 孙洽熙.黄元御医学全书 [M].北京：中国中医药出版社,1996:757.

[3] 平井源贞赖.古方分量考 [M]// 陈存仁.皇汉医学丛书.上海：上海中医学院出版社,1993:18.

[4] 李彣.金匮要略广注 [M].2 版.北京：中国中医药出版社,2007:211-212.

[5] 王子接.绛雪园古方选注 [M].赵小青,点校.北京：中国中医药出版社,1993:154.

[6] 孙洽熙.黄元御医学全书 [M].北京：中国中医药出版社,1996:886.

[7] 张景颜.外科集腋 [M].[出版地不详]：鹊印堂刻本,1814（嘉庆十九年）:205.

[8] 贺古寿.奇正方 [M]// 陈存仁.皇汉医学丛书.北京：人民卫生出版社,1957:27-28.

[9] 田思胜,高巧林,刘建青.朱丹溪医学全书 [M].北京：中国中医药出版社,2006:521.

文剂量的基础上体现出继承与演变，其中大黄与其他药物的配比关系是核心规律，治疗肠痈时，大黄与牡丹皮剂量比例基本遵循《金匮要略》中 4∶1 的比例或《备急千金要方》中 4∶3 的比例，而治疗产后血晕时，大黄、牡丹皮、芒硝剂量比例多遵循《太平圣惠方》中 1∶1∶1 的比例。

5. 大黄牡丹汤推荐剂量及煎服法

《经方临床用量策略专家共识》[1] 指出，急危重难病，经方一两可折合 6.00 ~ 9.00g，考虑到大黄牡丹汤主治病症多为急重症，建议一两折算为 6.00g，在不破坏药物比例关系的情况下，推荐剂量为大黄 24.00g，牡丹皮 6.00g，冬瓜子 20.00g，芒硝 9.00g，桃仁 15.00g。其中大黄超过《中国药典》剂量，应用时可根据病情轻重适当调整。

大黄牡丹汤的剂型主要为汤剂和煮散，汤剂用法源于《金匮要略》，煮散流行于唐宋，因技术与经济条件改变而衰于明清。现代应用本方时，仍以汤剂为主。据《金匮要略》记载，大黄牡丹汤煎服方法为以水六升，煮取一升，去滓，内芒硝，再煎沸，顿服之。现代《中医方剂大辞典》[2] 中的用法与此相同，而《方剂学》教材则简述为"水煎，芒硝溶解"[3]。以"大黄牡丹汤"为关键词检索现代临床观察类文献，发现现代应用大多采取一般服法即一日两服。鉴于本方所治病症多属急重症，仲景治疗急重症时常用特殊服法，浓煎顿服意在速效，使用本方时应按《金匮要略》原意，推荐煎服方法为以水 1200.00mL，煮取 200.00mL，去滓，加入芒硝，再煎沸，顿服。

三、小结

本文基于东汉至民国时期的中外医籍文献，对大黄牡丹汤的源流、组成、方义、功效主治、炮制方法、剂量、煎服法等方面进行了系统梳理与考证。研究表明，大黄牡丹汤源于东汉时期张仲景所著的《金匮要略》，有 9 首异名方，如冬瓜子汤、大黄汤、大黄牡丹皮汤等。该方由大黄、牡丹皮、冬瓜子、桃仁、芒硝 5 味药组成。历代医家临证应用此方，以《金匮要略》为宗，在药物组成、主治病症方面有所变化和拓展，并对其方义进行了阐述和发挥。临证时本方多用于治疗湿热瘀邪导致的外科、内科、妇科等多种病症，如肠痈、臌胀、交肠等，现代主治病症研究也以湿热瘀邪为病因，认为其对急性胰腺炎、急性阑尾炎、结肠癌、术后早期炎性肠梗阻等疾病疗

[1] ZHA L H,HE L S,LIAN F M,et al.Clinical Strategy for Optimal Traditional Chinese Medicine (TCM) Herbal Dose Selection in Disease Therapeutics: Expert Consensus on Classic TCM Herbal Formula Dose Conversion[J].Am J Chin Med,2015,43(8):1515-1524.

[2] 彭怀仁 . 中医方剂大辞典 : 第 1 册 [M]. 北京 : 人民卫生出版社 ,1993:913-914.

[3] 李冀，左铮云 . 方剂学 [M]. 北京 : 中国中医药出版社 ,2021:296.

效佳。

东汉炮制技术尚不发达，在结合本方立意和历代炮制方法的基础上，本着遵从经典、符合药典的原则，认为方中药物应遵循《中国药典》炮制方法，即大黄去杂质，洗净润透，切厚片或块，晾干；牡丹皮洗净，润后切薄片，晒干；桃仁除去杂质，用时捣碎；冬瓜子拣去杂质，洗净晒干；芒硝待萝卜洗净切片煮透后，共煮至全部溶化，过滤或澄清后倾出上层液，放冷至芒硝析出。

历代医家在使用大黄牡丹汤的过程中，对于瓜子这一药物的药物基原存在分歧。具体而言，主要存在以下四种不同观点：其一，认为该方中的瓜子应为冬瓜子；其二，认为应为瓜蒌子；其三，认为应为瓜蒌；其四，认为应为甜瓜子。鉴于上述分歧，本文经过分析与比较历代所用大黄牡丹汤中上述四种出现的频次，结合功效分析，并从药物安全性角度出发，建议在实际应用中采用冬瓜子作为大黄牡丹汤中的瓜子成分。

值得注意的是，本方以大黄为主药并配伍芒硝，其药性寒凉易伤胃气，不可久服，应中病即止。此外，本研究缺少动物实验，临床数据不足，尚有待于进一步的实验证实。本方文献考证关键信息详见表3-10。

表 3-10 大黄牡丹汤关键信息表

基本信息			现代对应情况				
出处	处方、制法及用法	药味名称	基原及用药部位	炮制规格	折算剂量	用法用量	功能主治
《金匮要略》（汉代张仲景）	大黄四两，牡丹皮一两，桃仁五十个，瓜子半升，芒硝三合。上五味，以水六升，煮取一升，去滓，内芒硝，再煎沸，顿服之	大黄	蓼科植物唐古特大黄 *Rheum tanguticum* Maxim.ex Balf. 的干燥根茎	生品	55.20g	上五味，以水1200mL煎煮至200mL，去药渣，加入芒硝，再煎沸，顿服	【功效】泻热逐瘀，散结消肿 【主治】肠痈，湿热瘀阻证。症见少腹肿痞，按之痛如淋，小便自调，恶寒，发热，汗出，脉迟紧
		牡丹皮	毛茛科植物牡丹 *Paeonia suffruticosa* Andr. 的干燥根皮	生品	13.80g		
		桃仁	蔷薇科植物桃 *Prunus persica* (L.) Batsch 的干燥成熟种子	生品	15.00g		
		冬瓜子	葫芦科植物冬瓜 *Benincasa hispida* (Thunb.) Cogn. 的干燥成熟种子	生品	19.90g		
		芒硝	硫酸盐类矿物芒硝族芒硝（$Na_2SO_4 \cdot 10H_2O$）	萝卜制法	48.00g		
备注	上述折算剂量为按照汉代度量衡直接折算，若与《中国药典》推荐剂量严重不符，在保证原方比例不变的基础上，结合安全性评价结果及临床用药实际确定日服总量						

第二节　基于CiteSpace的大黄牡丹汤研究热点及趋势分析

收集并整理近二十年有关大黄牡丹汤的相关文献，并结合可视化图谱及文献阅读，探讨其研究热点并对未来发展趋势进行预测，以期为未来有关大黄牡丹汤的研究及其临床应用提供相关思路和可靠依据。检索中文数据库中国知网（CNKI）中关于大黄牡丹汤2004年1月1日至2024年4月10日的期刊论文。基于文献计量学方法并运用文献可视化工具CiteSpace对文献作者、机构、关键词等内容进行可视化分析。经过筛选最终共纳入文献333篇。其中相关文献年度发文量呈现波动上升趋势，作者分析显示张延英发文量最多，与康万荣有紧密的合作关系和稳定的研究团队；机构分析显示广州中医药大学是发表文献最多的机构，合作机构主要为当地的中医药大学及其附属医院，异地合作较少；关键词分析显示相关研究出现频次最高的4个关键词为大黄牡丹汤、急性、阑尾炎和中西医结合；关键词聚类分析模块值Q=0.4974（＞0.3），聚类平均轮廓值S=0.8513（＞0.7），表明结果较为可靠。本研究通过CiteSpace的可视化分析，为快速掌握大黄牡丹汤的研究现状、了解当下研究热点及未来研究发展趋势提供参考。

大黄牡丹汤出自张仲景的《金匮要略》，为泻下剂中的寒下剂，常用于治疗肠痈初起，湿热淤积证。原书记载："肠痈者，少腹肿痞……大黄牡丹汤主之。"药方组成为大黄四两、牡丹皮一两、桃仁五十个、冬瓜仁半升、芒硝三合。由于对炎症性肠病及阑尾炎等有显著疗效，大黄牡丹汤已逐步成为研究热门组方。2019年11月，中华中医药学会委托中华中医药学会脾胃病分会进行脾胃系病常用经典名方遴选工作，最终遴选出100首脾胃系病常用经典名方并于2022年发表，2023年再次修订发布《脾胃系病常用经典名方专家共识》，大黄牡丹汤作为脾胃系病常用经典名方被列入其中。因此，本文基于CiteSpace软件对大黄牡丹汤近二十年期刊论文的年发文量、作者、机构情况、关键词等内容进行可视化图谱生成分析，对大黄牡丹汤研究热点及未来发展方向进行判断，以期为其研发申报及临床应用提供可靠依据。

一、资料与方法

（一）文献来源与筛选标准

中文文献检索中国知网（CNKI）数据库中收录的关于大黄牡丹汤的相关文献，检索策略采用主题词为"大黄牡丹汤"，呈现的相关文献共634篇，挑选2004年至2024年发表文献，初步纳入文献399篇，再经筛选剔除会议、科研成果、报纸、学位论文等文献，仅保留期刊类型，并通过人工剔除与大黄牡丹汤无关的文章，共获得中文文献333篇。

扫一扫，了解更多信息
（文献筛选流程图）

（二）数据处理

将纳入的文献以"Refworks"格式导出，以"download_**.txt"命名后再应用
CiteSpace 软件对所选文献进行转化与分析，时间区段设置为 2004 年 1 月至 2024 年 4
月，生成作者、机构、关键词共现等图谱。

（三）数据分析

CiteSpace 是由美国德雷赛尔大学的陈超美教授开发的可视化分析软件。课题组以
纳入的 333 篇中文文献作为数据来源使用 CiteSpace（版本 6.3.R1）来绘制作者共现图、
机构共现图、关键词聚类网络图谱与聚类时间轴，并使用关键词突现图谱来分析有关
大黄牡丹汤的研究热点与前景。

根据已经设置好的参数，对纳入的 333 篇大黄牡丹汤文献进行年发文情况分析、
作者分析、机构分析、关键词共现分析、聚类分析、聚类时间线分析及突现分析，绘
制大黄牡丹汤研究进程的可视化图谱。基于软件生成的图谱展示以及人工阅读文献，
对图谱信息进行深入分析与解读。

二、结果与分析

（一）年度发文量

近二十年，大黄牡丹汤的相关研究年发文量呈波动性上升，在 2019 年达到峰值
31 篇，其余年份的年发文量均在 30 篇以下。近二十年的研究可分为三个阶段：第一
阶段为 2004—2015 年，这一阶段，大黄牡丹汤的研究发文量总体呈缓慢上升趋势，
为大黄牡丹汤的基础发展阶段，学界对大黄牡丹汤的研究不断深入；第
二阶段为 2016—2019 年，此阶段大黄牡丹汤的发文量快速增加，平均年
增加量达到 3.5 篇，为大黄牡丹汤的高速研究阶段；第三阶段为 2020—
2024 年，本阶段为大黄牡丹汤研究的滞后阶段，最高发文量仅有 22 篇，
较前一阶段大量减少。

扫一扫，了解更多信息
（年度发文量）

（二）核心作者

在纳入的 333 篇文献中，共出现 463 位作者，发文量超过 2 篇的作者共 61 位，
占总作者数的 18.3%。由表 1-11 可知，有关大黄牡丹汤的研究发文量最多的作者为
张延英，共发表 14 篇；其次为康万荣，发表 10 篇相关研究，其余作者的发文量均未
超过 10 篇。通过作者共现图谱我们可以看到在 463 位作者中，发文者群体形成了以
张延英为中心与以周联为中心的两大合作团队和数个小合作团队。

表 3-11 大黄牡丹汤研究发文量排名前十作者

序号	作者	发文量/篇
1	张延英	14
2	康万荣	10
3	汪永锋	9
4	宋冰	8
5	周联	7
6	张艳霞	6
7	吴建军	5
8	李存祥	5
9	茅迪敏	5
10	孙银凤	4

扫一扫，了解更多信息
（作者合作图）

（三）研究机构

在纳入的 333 篇文献中，共出现 321 所机构，发文量超过 2 篇的机构共 35 家，占总机构数的 10.9%。如表 3-12 所示，在有关大黄牡丹汤的发文机构中发文量排名前三的机构为广州中医药大学、甘肃中医药大学、天津中医药大学，发文量分别为 8 篇、7 篇、6 篇。通过观察中文文献发表机构合作网络图谱，可获得 321 个节点，87 条连线。其中，甘肃中医药大学与多家机构有合作，如甘肃农业大学、甘肃省分析测试中心、甘肃省实验动物行业技术中心；而发文量第一、第三的广州中医药大学与天津中医药大学均未与其他机构有合作。

表 3-12 大黄牡丹汤研究发文量排名前十机构

序号	机构	发文量/篇
1	广州中医药大学	8
2	甘肃中医药大学	7
3	天津中医药大学	6
4	杭州市第三人民医院	5
5	上海中医药大学附属曙光医院	5
6	甘肃农业大学	5
7	河南中医药大学	4
8	天津中医药大学第一附属医院	4
9	河南中医药大学第一附属医院	3
10	甘肃省分析测试中心	3

扫一扫，了解更多信息
（机构合作图）

（四）期刊分布

经统计，333 篇文献分布在 146 种期刊中，收录相关文献排名前十的期刊见表 3-13。其中《实用中医药杂志》收录相关文献最多（12 篇），其次为《新中医》（11 篇）、《中国中医急症》（10 篇）。

表 3-13　大黄牡丹汤研究出版量排名前十期刊

序号	期刊	发文量/篇	百分比/%
1	实用中医药杂志	12	8.3
2	新中医	11	7.6
3	中国中医急症	10	6.9
4	中国社区医师	9	6.2
5	中国中医药现代远程教育	8	5.5
6	光明中医	8	5.5
7	现代中西医结合杂志	7	4.8
8	河南中医	7	4.8
9	实用中西医结合临床	7	4.8
10	中国民间疗法	7	4.8

（五）关键词

1. 频次分析

基于 CiteSpace 做出有关大黄牡丹汤的 333 篇期刊论文研究关键词绘制共现图谱，网络视图密度（Density）为 0.0193，出现节点 398 个，连线 1522 条。通过关键词共现分析，"大黄牡丹汤"为共现分析图的核心主题，与其相关的关键词涵盖了阑尾炎、胰腺炎等多种疾病，以及保留灌肠、腹腔镜手术等多种治疗方法。根据关键词的出现频率，大黄牡丹汤的研究主要集中在疾病应用、治疗方式、相关理论及作用机制等方面。根据表 3-14，我们可以看出在治疗领域和方法中"急性""阑尾炎""中西医结合疗法"出现频率最高，分别达到 100、78、41 次，表明大黄牡丹汤在治疗急性阑尾炎方面是较为热门且有效的，并可反映出采用中西医结合治疗急性阑尾炎具有显著上升趋势。但在纳入的 333 篇文章中，大黄牡丹汤作为关键词仅出现 293 次，其余未将大黄牡丹汤作为关键词的文章多以疾病治疗（如肠痈）为主，探讨不同病例使用不同的方剂，方剂中囊括大黄牡丹汤等，故其关键词或与疾病相关，或以中药、中药灌肠、中医治疗等关键词笼统概括所有所施方剂和中医治疗手段。总体来看，大黄牡丹汤的应用较为广泛，除了在阑尾炎的治疗上较有优势，如急性阑尾炎、慢性阑尾炎、穿孔性阑尾炎等，还涉及胰腺炎、盆腔炎、阑尾周围脓肿、大肠癌、下肢脓肿等下焦疾病，而中医将这些疾病归于肠痈、下肢丹毒；治疗方式多聚焦于中西医结合疗法，其应用多与其他经典名方或西医药物联合应用，包括四君子汤、大黄附子汤、阿米卡星、奥硝唑等；免疫功能、网络药理、异病同治等相关理论也是研究的重点；作用机制的研究多涉及动物模型与细胞因子。文献类型以临床研究较多，主要涵盖疗法应用研究、临床疗效观察及治疗结果评价等，同时也有部分文献涉及 Meta 分析等其他类型。

表 3-14　大黄牡丹汤研究文献中出现频次前十关键词

序号	关键词	中心性	出现频次
1	大黄牡丹汤	1.56	293
2	急性	0.14	100
3	阑尾炎	0.09	78
4	中西医结合疗法	0.04	41
5	胰腺炎	0.03	38
6	治疗效果	0.02	30
7	阑尾周围脓肿	0.01	23
8	炎症	0.03	23
9	腹腔镜手术	0.01	21
10	肠痈	0.07	20

扫一扫，了解更多信息
（关键词共现图）

2. 聚类分析

利用对数似然比算法对关键词进行聚类分析，得出 11 个重要聚类模块，各个聚类模块具体涵盖节点信息见表 3-15。聚类模块值 Q 值为 0.4974（＞0.3），提示该聚类结构较为可信。聚类平均轮廓值 S 为 0.8513（＞0.7），表明聚类结果准确适宜。聚类 #0 外剥内扎术是大黄牡丹汤相关医学治疗方法，其中包含外剥内扎术、临床应用、环状混合痔、大黄牡丹汤、胰腺炎，可以看出临床上多将外剥内扎术与大黄牡丹汤联合治疗环状混合痔；#5 中西医结合治疗包含抗生素、中药外敷、腹膜粘连、清热解毒，说明大黄牡丹汤与西药抗生素的联合在治疗阑尾炎、腹膜粘连、清热解毒方面有着较好效果。聚类 #1 阑尾炎、#2 慢性、#3 胰腺炎、#4 肠痈、#6 大肠癌、#8 阑尾周围脓肿是大黄牡丹汤的实际应用，除聚类标签所示疾病外，还包含丹毒、下肢脓肿、盆腔炎、痛经等下焦疾病，也含有免疫功能、肠道菌群、C- 反应蛋白等疾病机制研究。聚类 #11 生活质量是大黄牡丹汤证对健康的影响，包括日常生活中的四肢肌力、出血性、中风等常见问题。聚类 #9 免疫因子是有关大黄牡丹汤联合西医疗法的研究及作用机制的探究，涵盖 NK 细胞、T 淋巴细胞亚群、肌瘤体积等机制分析。聚类 #7 桃核承气汤是大黄牡丹汤与其他中医经典方剂的联合研究，除桃核承气汤外，还联合抵当汤进行通腑活血，缓解伤口疼痛与便血等症状，聚类 #10 16S rDNA 测序为利用基因测序测定大黄牡丹汤中含有微生物的研究，此聚类通过气相色谱法等检测技术对拟杆菌属等菌属分泌的短链脂肪酸进行检测，深度分析大黄牡丹汤对肠道菌群的影响，进而为中药复方作用机制研究提供参考。

扫一扫，了解更多信息
（关键词聚类图）

表 3-15　大黄牡丹汤研究中文文献关键词聚类标签

聚类号	规模	中心性	主要内容	标签
#0	82	0.938	外剥内扎术	外剥内扎术（12.28,0.001）；临床应用（12.28,0.001）；环状混合痔（12.28,0.001）；大黄牡丹汤（10.05,0.005）
#1	59	0.693	阑尾炎	阑尾炎（49.14, 1.0E-4）；腹腔镜手术（40.98, 1.0E-4）；急性（25.31, 1.0E-4）；小儿（13.71, 0.001）；并发症（8.91, 0.005）
#2	46	0.747	慢性	慢性（51.99, 1.0E-4）；盆腔炎（34.24, 1.0E-4）；灌肠（14.42, 0.001）；湿热瘀结证（13.07,0.001）；中医药疗法（10.66,0.005）
#3	45	0.847	胰腺炎	胰腺炎（39.45, 1.0E-4）；重症（26.44, 1.0E-4）；炎症（16.23, 1.0E-4）；小鼠（13.15, 0.001）；阑尾炎（12.55, 0.001）
#4	38	0.814	肠痈	肠痈（24.23, 1.0E-4）；临床观察（23.54, 1.0E-4）；痛经（11.7, 0.001）；丹毒（11.7, 0.001）；下肢脓肿（11.7, 0.001）
#5	33	0.854	中西医结合疗法	中西医结合疗法（32.6, 1.0E-4）；抗生素（24.71, 1.0E-4）；中药外敷（10, 0.005）；腹膜粘连（10, 0.005）；清热解毒（10, 0.005）
#6	25	0.943	大肠癌	大肠癌（20.7, 1.0E-4）；肠道菌群（7.2, 0.01）；免疫功能（7.2, 0.01）；分子动力学（6.84, 0.01）；细胞免疫功能（6.84, 0.01）
#7	22	0.951	桃核承气汤	桃核承气汤（19.01, 1.0E-4）；抵当汤（15.55, 1.0E-4）；通腑活血法（7.73, 0.01）；伤口疼痛（7.73, 0.01）；便血（7.73, 0.01）
#8	19	0.896	阑尾周围脓肿	阑尾周围脓肿（23.62, 1.0E-4）；乳酸（13.07, 0.001）；大柴胡汤（9.33,0.005）；C-反应蛋白（6.51,0.05）；药物疗法（6.51, 0.05）
#9	8	0.99	免疫因子	免疫因子（9.36, 0.005）；中医证候积分（9.36, 0.005）；NK细胞（9.36, 0.005）；T淋巴细胞亚群（9.36, 0.005）；肌瘤体积（9.36, 0.005）
#10	7	0.996	16S rDNA测序	16S rDNA测序（9.84, 0.005）；色谱法（9.84, 0.005）；气相（9.84, 0.005）；短链脂肪酸（9.84, 0.005）；拟杆菌属（9.84, 0.005）
#11	6	0.987	生活质量	生活质量（9.84, 0.005）；中风（9.84, 0.005）；出血性（9.84, 0.005）；苏醒时间（9.84, 0.005）；四肢肌力（9.84, 0.005）

3. 聚类时间线分析

基于关键词聚类绘制时间线，能够更清晰地展示近二十年来大黄牡丹汤研究领域的演进路径，可分为五个阶段。① 2004—2005 年，研究思路主要集中于中医药疗法和中西医结合疗法，特别是以《金匮要略》为理论基础，深入探索大黄牡丹汤对阑尾炎、腹膜炎、盆腔炎等炎症性疾病的治疗效果，其中阑尾炎及其并发症（如阑尾周围脓肿）成为研究的热点。其次，治疗中风、昏迷和肌无力的实际应用开始被发掘，也与大承气汤、薏苡附子败酱散等其他中药组方联合治疗。② 2006—2010 年，随着实验技术的发展，以大、小鼠的用药反应为基础，治疗方法研究开始出现针刺和中药外敷等中医外治，炎症研究类型新增了结肠炎。药物联合方面，开始与张仲景的抵当汤、桃核承气汤等经方配伍研究。③ 2011—2015 年，中药事业蓬勃发展，大黄牡丹汤的研究重心转向中药方剂间的相互作用与机制探讨，如与半夏厚朴汤、小柴胡汤、仙方活命饮等经典方剂的联合应用，疾病研究类型则以胰腺炎等众多炎症为主，对大黄牡丹汤的治疗机制也深入到 NF-κB p56 分子水平，同时相关研究也发现含药血清、白介素、腹腔镜手术、大血藤灌肠剂等一系列新兴技术与方法，以及 Meta 分析的引入，标志着大黄牡丹汤研究向更加科学化、系统化的方向发展。④ 2016—2020 年，大黄牡丹汤的各类作用机制与药用性质被进一步发掘，涵盖微循环、不良反应、安全性及化脓性；疗法研究主要集中于腹腔镜阑尾切除术、卵巢癌切除术、化疗等技术方面，疾病研究更加关注重症及胃肠功能和免疫功能异常。⑤ 2021—2024 年，研究以带下病和大肠癌等湿热蕴结证为重要方面，其次是丹毒，下肢脓肿等火热证，随着医疗科技的快速发展，蛋白酶、分子对接、NK 细胞和 16S rDNA 测序法等前沿技术引起研究大黄牡丹汤的学者的关注。

扫一扫，了解更多信息
（关键词聚类时间线图）

4. 突现分析

根据关键词突现分析，发现研究热点集中在三个阶段。① 2004—2006 年，学界多关注中西医结合疗法和中医药疗法的研究，还集中于肠痈、阑尾周围脓肿等肠胃方面的疾病研究，可见这一时期的研究以疗法与疾病治疗为主，强调其基础实用性与临床意义。② 2013—2018 年，这一阶段主要研究方向为技术研究，将腹腔镜手术等手术措施作为重点研究目标，将西医医疗技术融入中医药研究。③ 2020—2021 年，该阶段对大黄牡丹汤的研究重点转向作用机制，通过信号通路与网络药理学的研究，来逐渐明晰大黄牡丹汤的作用机制。

扫一扫，了解更多信息
（关键词突现图）

三、小结

本研究采用 CiteSpace 软件对大黄牡丹汤研究相关的中文期刊文献进行了多角度

的可视化分析。

（一）可视化图谱分析

1. 发文量分析

从大黄牡丹汤的发文情况研究可以看出，大黄牡丹汤研究文献年发文数量总体呈增长趋势，特别是 2016—2019 年增长尤为显著，其中 2019 年是有关大黄牡丹汤研究最快速的一年，在这一年里，多开展有关大黄牡丹汤治疗胰腺炎和阑尾炎的研究；但在 2020 年后，发文数量有所下降，且研究内容多是对常与大黄牡丹汤联合使用的治疗方法进行临床观察研究[1]，对于探索新的治疗疾病类型或联合手段的研究关注度较低。

2. 作者、机构及被引频次

张延英和康万荣二者在研究大黄牡丹汤对胰腺炎大鼠的保护作用上有着众多合作[2]，共同发表了 10 篇论文，发文量排名第三的汪永峰也参与了其中 8 篇论文的撰写。以周联为中心的作者群体更多关注的是大黄牡丹汤对于结肠炎小鼠模型的治疗效果及作用机制[3]。对发文机构进行分析，发现机构间节点连线数目较少，这提示我们在有关大黄牡丹汤的研究上，各研究机构缺少合作，而主要的合作都集中在甘肃省内，且跨省合作较少。针对纳入期刊论文的被引频次，河南大学中药研究所张保国老师团队的《大黄牡丹汤现代药效学研究与临床应用》[4] 被引频次最多。其对大黄牡丹汤现代药效与临床应用的分析，从免疫、内毒素、肠道预洁、术后恢复、药效物质等方面对大黄牡丹汤的作用药效进行解读，同时，也列出了大黄牡丹汤可治疗的急性胰腺炎、胆囊炎等 22 类疾病，作用机制与临床应用相辅相成，对深入探索大黄牡丹汤的治疗通路及机制挖掘提供了思路与指导，也使得后续学者据此对大黄牡丹汤的研究更加规范化与条理化[5-6]。

3. 关键词

根据关键词共现分析，关键词之间的相互关系揭示了"大黄牡丹汤"在治疗下焦

[1] 刘嘉芬,黄白沙,潘碧琦,等.大黄牡丹汤保留灌肠对小儿急性阑尾炎腹腔镜术后围手术期加速康复疗效观察[J].陕西中医,2020,41(7):923-925.

[2] 张延英,汪永峰,张艳霞,等.大黄牡丹汤组方对急性胰腺炎大鼠胰腺细胞凋亡的影响[J].吉林中医药,2014,34(10):982-984.

[3] 周成梅,王青,周联,等.大黄牡丹汤对实验性结肠炎小鼠模型的治疗作用[J].中药新药与临床药理,2007,18(4):263-265.

[4] 张保国,刘庆芳.大黄牡丹汤现代药效学研究与临床应用[J].中国药学杂志,2009,44(21):1601-1604.

[5] 李爱明.大黄牡丹汤治疗急腹症内毒素血症临床研究[J].新中医,2019,51(6):62-64.

[6] 杨丹,孙银凤,汪永峰,等.大黄牡丹汤治疗急性胰腺炎作用机制的研究进展[J].实用中医内科杂志,2023,37(2):9-11.

疾病中的重要作用，其具有泻热破瘀、散结消肿的功效，能有效地清除体内的湿热和瘀血。而目前，大黄牡丹汤与多种疗法联合应用日益普遍。例如，大黄牡丹汤联合外剥内扎术、腹腔镜手术、阶梯式微创疗法治疗环状混合痔、小儿腹股沟斜疝、急性胰腺炎等内科疾病[1-3]；联合其他中药复方，如葛根芩连汤、五味消毒饮、四君子汤，用于腹腔镜急性阑尾炎切除术后的康复与辅治热毒瘀结型急性盆腔炎等[4-6]，能够促进肠蠕动，缩短胃肠功能恢复时间，减轻机体炎症反应，改善预后；治疗方式上联合穴位注射，取右侧或双侧阑尾穴注射 1 % 普鲁卡因 4mL 加小诺霉素 60mg，再配合服用大黄牡丹汤加减和西药，显示其在治疗阑尾炎上总治愈率为 89.3 %[7]，也会联合中药保留灌肠方式，采用中药灌肠可让药物直接经肠黏膜吸收增加药物利用度，为胰腺、胃、胆囊术后患者提供了一个新的给药途径，该治疗方法比口服中药更加安全、实用、简单，吸收也更快[8]；同时，在中西医结合方面，大黄牡丹汤联合头孢曲松钠他唑巴坦钠、奥硝唑氯化钠等西药治疗，可有效减轻炎症反应，显著提高临床疗效[9]；此外，联合隔姜灸等各类治疗措施，使得大黄牡丹汤证的治愈率不断升高[10]。可见，大黄牡丹汤与外科手术、其他汤剂、西药搭配等多元化治疗手段的不断联合，在当下热度颇高。

（二）临床应用

对大黄牡丹汤的治疗领域分析可知，在纳入的 333 篇有关大黄牡丹汤的研究文章中，临床应用 277 篇，机制研究 56 篇。大黄牡丹汤在临床上的应用多以阑尾炎为主，其对阑尾炎的治疗一直是研究的重点[11]，同时在胃肠功能方面的应用也是其研究热点之一。研究表明大黄牡丹汤能够通过帮助改善并维持脓毒症合并胃肠功能障碍的大鼠的肠黏膜功能，调节机体内炎症因子表达分泌的水平，从而有利于恢复大鼠的临床体

[1] 杨宇，杨钟惠.大黄牡丹汤联合外剥内扎术治疗环状混合痔临床效果 [J].深圳中西医结合杂志,2023,33(14):42-44.

[2] 金建荣，马校军，沈锡诚.大黄牡丹汤辅助腹腔镜手术治疗小儿腹股沟斜疝临床研究 [J].新中医,2022,54(21):39-42.

[3] 俞洋，方容.阶梯式微创疗法联合大黄牡丹汤保留灌肠治疗瘀毒互结型急性重症胰腺炎效果观察 [J].现代中西医结合杂志,2023,32(1):88-92.

[4] 齐鹏远，张蕾.葛根芩连汤合大黄牡丹汤加味用于腹腔镜急性阑尾炎切除术后效果观察 [J].实用中医药杂志,2022,38(4):539-541.

[5] 高金鸟，黄秀锦，李芳，等.五味消毒饮合大黄牡丹皮汤加减联合西药治疗急性盆腔炎的临床疗效观察 [J].中国中医基础医学杂志,2017,23(10):1422-1426.

[6] 王启伟，周振理.大黄牡丹汤合四君子汤加减治疗瘀滞型肠痈 60 例 [J].长春中医药大学学报,2010,26(1):74.

[7] 程建平.大黄牡丹皮汤配合穴位注射治疗阑尾炎 140 例 [J].陕西中医,2013,34(2):216.

[8] 王荣荣，曹志尉，孟静.大黄牡丹汤保留灌肠联合血液净化治疗重症急性胰腺炎的临床疗效及对患者肠黏膜屏障功能和炎症因子的影响 [J].中国中医急症,2018,27(9):1618-1620.

[9] 高炳玉.大黄牡丹汤加减联合抗生素治疗急性阑尾炎的临床观察 [J].河北医药,2019,41(4):588-591.

[10] 刘以新，刘贤珍.大黄牡丹汤配合灸法治疗肠痈 36 例小结 [J].陕西中医函授,2001(6):28.

[11] 张保国，刘庆芳.大黄牡丹汤现代药效学研究与临床应用 [J].中国药学杂志,2009,44(21):1601-1604.

征，改善胃肠功能[1]；也可以通过改善胃肠的微循环，加强术后胃肠蠕动及恢复，避免肠粘连的发生[2]；大黄牡丹汤还可以泄热散结、消肿通便，联合使用奥美拉唑、奥曲肽可以有效抑制免疫应答，抗氧化，抑制自由基活动以延缓炎症反应和促进肠胃蠕动[3]。现代研究也表明，大黄牡丹汤中的成分能够调节免疫功能和凝血功能，例如，大黄能抑制活性 T 细胞，降低机体组织损伤，并增强巨噬细胞的吞噬功能，有利于免疫调节[4]。《金匮要略·疮痈肠痈浸淫病脉证并治第十八》曰："肠痈者，少腹肿痞，按之即痛如淋，小便自调，时时发热，自汗出，复恶寒。其脉迟紧者，脓未成，可下之，当有血。脉洪数者，脓已成，不可下也。大黄牡丹汤主之。"经典原文为大黄牡丹汤调理肠道、治疗肠痈提供了理论依据。现代学者也多基于此将肠痈证候与其余病证融会贯通，创造性地为各类疾病开辟新的治疗思路，如用于胆结石术后胃肠功能恢复[5]。此外，大黄牡丹汤功在"泄热"：除消痈散结外，清热解毒，作为仲圣清热之代表方剂，大黄牡丹汤也可达到治疗下肢丹毒、眼疾的目的[6-7]，体现泄热除瘀之效；同时，大黄牡丹汤重在"行气活血、解毒止痛、降气通肠"：在卵巢癌切除术后的恢复应用中也有着重要地位[8]。因此，大黄牡丹汤在内科众多疾病的治疗中有着较好的疗效。其应用尤为重视上述通腑泄热、理气止痛、活血解毒，并且具有散结消肿、泄热破瘀的功效，在临床运用中有助于调畅气血、泄热破瘀、清热解毒，最终达到治疗多种脏腑疾病的目的。相比于 1992 年学者观察到的大黄牡丹汤"新应用"[9]，近年来，除阑尾炎、胰腺炎等炎性疾病与胃肠道疾病外，大黄牡丹汤的应用范围还扩展到了小儿腹股沟斜疝等儿科疾病[10]，子宫肌瘤等妇科疾病[11]，适应证更加多样，应用范围更加广阔。在归纳文献过程中，发现大黄牡丹汤还可以治疗动物疾病，共搜集到 2 篇，分别研究大黄牡

[1] 沈丽娟，吴锡平，王金桂，等.大黄牡丹汤对脓毒症急性肠功能障碍大鼠肠道髓系细胞触发受体-1表达的影响[J].中国实验方剂学杂志,2019,25(2):20-27.

[2] 娄渊宏.复方大黄牡丹皮汤治疗术后粘连性肠梗阻108例临床观察[J].中国实用医药,2010,5(23):48-49.

[3] 周健，高淳，唐学典.大黄牡丹汤加减治疗急性胰腺炎对机体炎症和应激反应的影响[J].中医药信息,2017,34(1):62-66.

[4] 王玉，杨雪，夏鹏飞，等.大黄化学成分、药理作用研究进展及质量标志物的预测分析[J].中草药,2019,50(19):4821-4837.

[5] 蔡骏，刘畅，霍磊，等.大黄牡丹皮汤灌肠对胆结石术后胃肠功能恢复的影响[J].中国中医药科技,2019,26(2):230-232.

[6] 茅迪敏，王海明，张萍萍.加味大黄牡丹汤外敷治疗下肢丹毒的临床疗效[J].江苏医药,2022,48(5):463-465.

[7] 杨文潮.大黄牡丹皮汤在眼科应用3则[J].陕西中医,2013,34(11):1549-1550.

[8] 欧玲.卵巢癌切除术后应用中药效果观察[J].实用中医药杂志,2016,32(8):773.

[9] 李发枝.大黄牡丹汤临床新用进展[J].中成药,1992,14(6):38-39.

[10] 金建荣，马校军，沈锡诚.大黄牡丹汤辅助腹腔镜手术治疗小儿腹股沟斜疝临床研究[J].新中医,2022,54(21):39-42.

[11] 张鸢，吉贞料.基于肠道菌群稳态探讨大黄牡丹汤治疗子宫肌瘤的作用机制[J].世界中医药,2021,16(12):1890-1894.

丹汤对家畜坏死性结肠炎及犬细小病毒性胃肠炎的治疗效果[1-2]。家畜坏死性结肠炎多因热毒积蓄于肠道而致，使用大黄牡丹汤可以凉血止血，泻肠道实热，通肠润便；犬细小病毒性胃肠炎多由湿热积于肠胃而导致气机失常，脾胃失职而出现泄泻呕吐，用大黄牡丹汤可以清湿热、解毒消肿、收涩止泻。

（三）药物加减、作用机制及研究进展

如今，学者对于大黄牡丹汤的研究更偏向于方剂的加减。在纳入的 333 篇文献中，大黄牡丹汤的加减方 244 篇，大黄牡丹汤原方 89 篇。在临床应用中，减少最多的药为方中的芒硝，因其泻下攻积力强，易耗损人体正气，减少人体阴液，因此在多数体虚或术后的病例中均将其去除[3]；在原方基础上增加最多的药为金银花，金银花为治疗热毒疮痈之要药，清热解毒、消痈力强。在面对阑尾炎（肠痈）、胰腺炎、腹膜炎、术后发热等疾病时多加金银花治疗[4]。大黄牡丹汤作用机制方面，现代研究表明，其在治疗阑尾炎时不仅可以调控蛋白激酶 B1 基因表达抑制炎症反应，参与 FoxO 信号通路、鞘脂类信号通路、癌症通路、肿瘤坏死因子信号通路、Toll 样受体信号通路[5]，而且能够通过调节 TNF、HIF–1、NF–κB 等信号通路起到治疗阑尾炎的作用[6]，以及通过降低血清致炎性细胞因子水平等方式，减轻炎症反应[7]。对大黄牡丹汤关键词图谱分析表明，阑尾炎、胰腺炎仍然是大黄牡丹汤的优势领域，不仅涉及慢性阑尾炎、急性阑尾炎、急性重症阑尾炎及急性胰腺炎，而且对于环状混合痔以及阑尾周围脓肿等疾病也有确切疗效。同时，结合网络药理学、药效学、动物模型基础实验与临床研究综合设计[8-10]，进一步挖掘大黄牡丹汤除消炎、消痈外的其他治疗范围及原理分析可能成为下一阶段的研究趋势。

[1] 刘熙广. 大黄牡丹皮汤合牛角地黄汤加减治疗家畜坏死性结肠炎 [J]. 中兽医医药杂志 ,2009,28(3):61-62.

[2] 李冰，毛丽英. 大黄牡丹汤加减治疗犬细小病毒性胃肠炎的病例及体会 [J]. 养殖技术顾问 ,2008(6):84.

[3] 于海艳，黄秀深，叶俏波，等. 大黄牡丹汤的临床新用及研究进展 [J]. 湖南中医杂志 ,2017,33(9):211-213.

[4] 贾立永. 大黄牡丹汤加减联合抗生素保守治疗急性阑尾炎的疗效观察 [J]. 中国实用医药 ,2023,18(1):142-144.

[5] 朱远贵，朱志成，冯波，等. 基于网络药理学方法研究大黄牡丹汤治疗阑尾炎的作用机制及分子基础 [J]. 实用中西医结合临床 ,2022,22(1):7-10,63.

[6] 张宸宇，夏长军. 基于网络药理学的大黄 - 牡丹皮药对治疗急性阑尾炎作用机制研究 [J]. 实用中医内科杂志 ,2021,35(3):104-107,143-144.

[7] 张宁波. 大黄牡丹汤加减辅治急性阑尾炎疗效观察 [J]. 实用中医药杂志 ,2021,37(1):84-85.

[8] 朱茜，龙再菊. 基于网络药理学探讨大黄牡丹汤治疗溃疡性结肠炎的作用机制 [J]. 世界中医药 ,2021,16(12):1775-1780.

[9] 张保国，刘庆芳. 大黄牡丹汤现代药效学研究与临床应用 [J]. 中国药学杂志 ,2009,44(21):1601-1604.

[10] 周成梅，王青，周联，等. 大黄牡丹汤对实验性结肠炎小鼠模型的治疗作用 [J]. 中药新药与临床药理 ,2007,18(4):263-265.

（四）结论

综上，本研究应用 CiteSpace 软件结合文献计量学方法对大黄牡丹汤近二十年国内研究文献进行了较为全面的分析，通过绘制知识图谱，直观呈现大黄牡丹汤领域内新的研究进展和研究热点。随着研究的不断深入，从全科视角，建立大黄牡丹汤治疗应用理论体系，丰富其临床应用，开展高质量的临床研究、探索广阔的应用范围将成为下一阶段大黄牡丹汤的研究焦点；同时，通过作用机制的深入挖掘，阐明大黄牡丹汤与机体疾病转归的机制，为进一步拓展原创性、开辟中医经典名方的临床应用价值提供借鉴与参考。

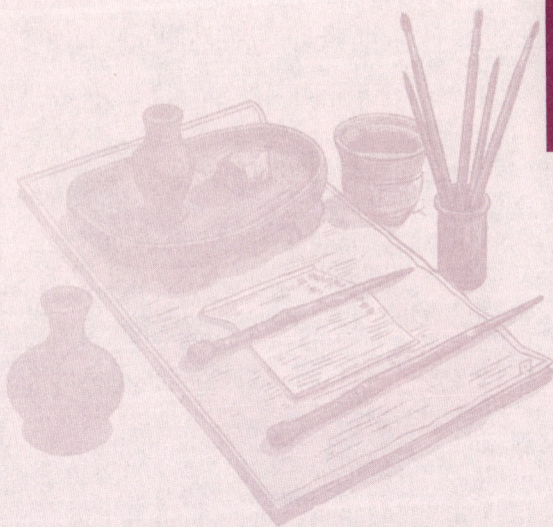

第四章　大黄附子汤

大黄附子汤首载于《金匮要略》，由大黄、附子、细辛 3 味药构成，中外历代医家多用其治疗寒性腹痛便秘、胁下偏痛的寒积里实证。大黄附子汤为最早的温下法方剂代表，后世温里散寒、通便止痛之温脾汤由本方加减而来，故此被称为"温下之祖方"。本章基于中国东汉至民国及日本同时期的相关医籍文献，对大黄附子汤处方源流、药物组成、方义演变、功效主治、处方剂量、药物基原、炮制、煎服法等关键信息进行考证，同时应用文献计量学方法和借助 CiteSpace 软件分析现代研究成果，呈现出大黄附子汤研究现状及热点趋势。

第一节　　大黄附子汤的历史沿革与关键信息考证

大黄附子汤为《脾胃系病常用经典名方专家共识（2023 年修订版）》所收录的第 8 首方剂，具有极高的现代临床价值。截至目前，大黄附子汤及其类方的相关研究主要聚焦于药理成分研究、作用机制分析、临床应用数据统计等，从文献层面考证其历史源流与应用剂量的研究尚显不足。

本节基于中国东汉至民国及日本同时期的相关医籍文献，对大黄附子汤处方源流、药物组成、方义演变、功效主治、处方剂量、药物基原、炮制、煎服法等相关方面进行统计分析。经过检索统计，共获取明确记载大黄附子汤的数据共 110 条，涉及中医古籍文献 107 部。历代医家应用此方，多遵原方加减化裁，谨守阳虚阴盛、阴寒上逆、腹气不通之病机，以治疗寒积里实证为主，拓展应用于内科、外科、妇科、儿科等各科疾病。推荐剂量及煎服法：日服总量大黄 15.00g，附子 15.00g，细辛 9.00g；每服剂量大黄 5.00g，附子 5.00g，细辛 3.00g；日服用 1 ～ 3 次，以每服剂量作为日服最低剂量，日服总量作为日服最高剂量。需根据患者体质及服药后大便通畅与否调整煎煮与服用方法。体质弱者加水 1000mL，煮取 400mL，温服；体质强壮者加水 1000mL，煮取 500mL，温服；若第 1 次服药后疗效不显著，可在首次服药 30 分钟后，第 2 次服药，缩短服药间隔以加强疗效。药物基原：大黄的基原有掌叶大黄 *Rheum palmatum* L.、唐古特大黄 *Rheum tanguticum* Maxim.ex Balf.、药用大黄 *Rheum officinale* Baill.3 个品种；附子的基原为毛茛科植物乌头 *Aconitum carmichaelii* Debx. 的子根；细辛的基原

为北细辛 *Asarum heterotropoides* Fr.Schmidt var.*mandshuricum*（Maxim.）Kitag.。炮制方法：大黄酒洗净，用生品；附子按照黑顺片的规格进行炮制后入药，不使用盐类辅料；细辛除去杂质后生用。

一、资料与方法

（一）文献数据来源

①查阅《中医方剂大辞典》中与"大黄附子汤"相关条目；②检索《中华医典》等中医古籍数据库，以"大黄附子汤"为关键词进行全文检索，并检索其不同剂型的方名"大黄附子丸""大黄附子散""大黄附子膏"及其异名方剂"大黄附子细辛汤"，同时查阅纸质版书籍进行比对、核实，必要时查阅原版古医籍；③基于中国知网、维普、万方等数据库，中国知网检索式为"SU= 大黄附子汤"，万方检索式为"主题：大黄附子汤"，维普检索式为"M= 大黄附子汤"，设置检索时间为建库至 2024 年 4 月 30 日，收集大黄附子汤相关研究进展。

（二）纳排标准

1. 纳入标准

①中华人民共和国成立之前的中国、日本等中医药古籍；②明确记载大黄附子汤的药物组成、功效主治、剂量、煎煮服用法等关键信息者；③组成与大黄附子汤中大黄、附子、细辛 3 味药基本相同并遵循其临证治疗加减原则者。

2. 排除标准

①仅存方名，无药物组成、功效主治、剂量、煎煮和服用方法等关键信息；②与大黄附子汤、大黄附子细辛汤等方名一致，但功效主治不同；③较《金匮要略》所载"大黄附子汤"原方加减超过 2 味药物（包括 2 味药物）者。

（三）数据规范

①建立 Excel 表格，并以成书年代先后为序录入相关数据进行整理、分析；②原则上以原文献所载内容为准，不做修改，但为使图表简洁，适当提取其中关键词；③检索到的大黄附子汤相关知识构成主要包括方剂名称、文献来源、时代、功效主治、药物组成、剂量、炮制、煎煮和服用方法等；④在主治病症列表中对医学术语进行规范，如"大便秘""大便难"等统一为"便秘"，"疝""寒疝"统一为"疝气"，如全部符合《金匮要略》原文中胁下偏痛、发热、脉紧弦的 3 个病症者，统一为"治同仲景"；将各时代斤、两、钱、分等质量单位转换为我国现行标准单位克，升、盏等容量单位转化为毫升。

二、结果与分析

（一）入选方剂、医籍

经过检索，获取大黄附子汤有效数据 110 条，散见于 107 本中医古籍文献，其中东汉 3 本，晋唐 6 本，宋代 1 本，元代 1 本，明代 12 本，清代 55 本，民国 6 本，另有日本中医文献 23 本。此外，经检索发现，有 1 首大黄附子汤同名方，首载于清代邹汉璜所著《邹氏寒疫论》，书中记载的大黄附子汤药物组成与原方存在差异，但主治类似；另有 1 首异名方"大黄附子细辛汤"，其药物组成、主治与《金匮要略》原方一致。

（二）处方源流

大黄附子汤最早出自《金匮要略·腹满寒疝宿食病脉证治第十》，详细记载了大黄附子汤的主治、药物组成、煎服方法。现存邓珍本与吴迁本原文存在细微差别，如吴迁本作"附子三枚，炮，去皮，破"，邓珍本附子仅用"炮"；煎煮法方面，吴迁本有"㕮咀""去滓"等。详见表 4-1。

表 4-1 大黄附子汤原文

出处	主治	药物组成	煎煮和服用方法
《新编金匮方论》（元邓珍本）	胁下偏痛，发热，其脉紧弦，此寒也，以温药下之，宜大黄附子汤	大黄三两　附子三枚（炮）　细辛二两	以水五升，煮取二升，分温三服。若强人，煮取二升半，分温三服，服后如人行四五里，进一服
《金匮要略方》（明吴迁本）	胁下偏痛，发热，其脉弦紧，此寒也，以温药下之，宜大黄附子汤方	大黄三两　附子三枚（炮，去皮，破）　细辛二两	㕮咀，以水五升，煮取二升，去滓，分温三服。若强人，煮取二升半，分三服，服后如人行四五里，进一服

（三）药物组成与方义分析

大黄附子汤由大黄、附子、细辛 3 味药组成，为温下法代表方剂之首。后世医家应用大黄附子汤多沿用《金匮要略》的药物组成。经过检索共获取明确记载大黄附子汤药物组成的有效数据 107 条，沿用《金匮要略》药物组成者有 103 条。

《金匮要略》原文未作方义分析，至清代医家对此有所阐发。周扬俊在《金匮玉函经二注》中称："此寒邪之在中下二焦也……故非下则实不去，非温则寒不开……苟不大用附子之热，可独用大黄之寒乎？……此大黄附子汤，阴气之结深于内也……

偏痛用大黄，岂非从治之法乎？"[1]他认为寒邪凝滞当以温散为主，辅以苦寒攻下，并提出本方的主治病位在中下二焦。张璐在《伤寒绪论》中言："大黄附子汤，为寒热互结、刚柔并济之和剂……近世但知寒下一途，绝不知有温下等法……大黄附子汤，用细辛佐附子以攻胁下寒结，即兼大黄之寒导而下之，此圣法昭然，不可思议者也。"[2]张氏对本方的"温下"之功高度认可，并指出方中三药配伍的意义在于"温以驱寒、下以除积"。张秉成在《成方便读》中提出："此阴寒成聚，偏着一处，虽有发热，亦是阳气被郁所致。是以非温不能散其寒，非下不能去其积，故以附子、细辛之辛热善走者搜散之，而后大黄得以行其积也。"[3]其指出该方的基本病机为虚寒上逆、寒性凝滞，阳气不通，肠道传化失司而致腹痛、大便秘结；寒邪偏聚一侧故胁下偏痛，阳为寒郁，营卫失调而发热，脉弦紧为寒实之象。方中附子为君药，温阳祛寒，配伍大黄，一热一寒，温通并行，辛苦通降，相反相成。尤怡《金匮要略心典》记载："大黄苦寒，走而不守，得附子、细辛之大热，则寒性散而走泄之性存。"[4]其认为大黄为臣药，功善破积聚、下逆满，并可制约附子、细辛之温燥；又因恐其太过伤阴，故以细辛为佐使药，散寒止痛。大黄附子汤寒热并投、刚柔并用，三药两法（温法、下法），共奏温阳散寒、开结止痛之功，张锡纯称此方为"开结良方"[5]。

（四）功效主治

经检索，获取明确记载大黄附子汤主治病症的数据有103条，除去原文引用重复者，有效数据共29条，见于27本古籍，详见表4-2。历代医家临证多遵《金匮要略》记载，将之用于治疗腹痛便秘、胁下偏痛的寒积里实证，治疗范围广涉内科、外科、妇科、儿科等多类病症。清末医家张锡纯临证用大黄附子汤治疗因肠道痹阻、气机闭结所致的脾系病重症"肠结"[5]。寒邪侵犯人体，脾胃受寒，运化失司，饮食不化，腑气不通则可见腹满、便秘、食积等脾系病。此外，唐代王焘《外台秘要》转引《经效方》所载的大黄附子汤，加连翘、巴豆制成大黄膏，外用治疗火热暑等邪毒侵袭机体、灼伤阴血之疮疡："痈肿瘰疬核不消。"[6]日本医家尾台榕堂的《类聚方广义》记载了用大黄附子汤治疗因寒邪聚于阴分、气血不畅导致的"寒疝、胸腹绞痛，延及心胸腰部，阴囊㿗肿"[7]。《张氏医通》记载了用大黄附子汤去细辛加肉桂治疗色瘅，症见

[1] 赵以德. 金匮玉函经二注 [M]. 周扬俊, 补注. 北京：人民卫生出版社, 1990:151-152.

[2] 张璐. 伤寒绪论 [M]. 许敬生, 施淼, 范敬, 校注. 北京：中国中医药出版社, 2015:214.

[3] 张秉成. 成方便读 [M]. 上海：科技卫生出版社, 1958:27.

[4] 尤怡. 金匮要略心典 [M]. 上海：上海人民出版社, 1975:67.

[5] 张锡纯. 医学衷中参西录 [M]. 石家庄：河北人民出版社, 1957:120.

[6] 王焘. 外台秘要方 [M]. 高文铸, 校注. 北京：华夏出版社, 1993:443.

[7] 尾台榕堂. 类聚方广义 [M]. 徐长卿, 点校. 北京：学苑出版社, 2009:113.

"身黄额上微黑，小便利，大便黑，此因房事过伤，血蓄小腹而发黄，故小腹连腰下痛"[1]。清代周士祢所著《婴儿论》用此方治疗"婴儿乳食饥饱失度之腹痛"[2]。

　　通过分析 103 条大黄附子汤主治病症数据，发现胁痛、腹痛最为常见，分别出现 76 次、16 次，其次是便秘，出现 8 次，另涉积聚、疝气、腰痛、食积等病症，共计 20 类，详见图 1。《金匮要略》记载大黄附子汤主治为"胁下偏痛，发热，其脉紧弦"[3]，晋代王叔和所著《脉经》则未见"发热"记载[4]。何任指出，临证应用此方应遵循肝经虚寒内结，气滞着于一侧，腑气壅闭不通之理论，以胁满痛、大便秘、脉紧弦为辨证要点；阳为寒郁，营卫失调，则可有发热，但未必俱有[3]。雷巧美等指出大黄附子汤证病位或在脾胃，或在肝肾；其表现或为胁痛、腹痛，或为便难，或为发热，亦能诸症并见，因此应用大黄附子汤不应将病位定于"胁下"，也不必拘泥于偏痛或满痛[5]，疝气、胸腹绞痛延及心胸腰部、阴囊㿗肿、腹中时有水声者亦可治之。仲景常变思维提示疾病的发生发展一直处于变化过程中，病位、症状亦不固定，辨证论治的关键在于辨识病机，病机与《金匮要略》所载大黄附子汤一致即可随证治之。

表 4-2　大黄附子汤主治病症

朝代/国家	出处	主治病症
东汉	《金匮要略》[3]	胁下偏痛，发热，脉紧弦
西晋	《脉经》[4]	胁下偏痛，脉紧弦
唐	《外台秘要》[6]	痈肿，瘰疬核不消
明	《景岳全书》[7]	治寒气内积，胁下偏痛
	《本草易读》[8]	治同仲景
清	《张氏医通》[9]	治胁下寒饮偏痛；积聚，黄疸，小便利大便黑，小腹连腰下痛
	《医宗金鉴》[10]	胁下满痛发热，其脉紧弦

[1] 张璐 . 张氏医通 [M]. 北京 : 人民卫生出版社 ,2006:456.

[2] 周士祢 . 婴儿论 [M]. 江月斐 , 校注 . 北京 : 中国中医药出版社 ,2015:79-81.

[3] 何任 . 金匮要略校注 [M]. 北京 : 人民卫生出版社 ,1990:101.

[4] 王叔和 . 脉经 [M]. 北京 : 商务印书馆 ,1935:172.

[5] 雷巧美 , 袁行勇 , 符强 . 大黄附子汤证浅析 [J]. 河南中医 ,2024,44(2):163-166.

[6] 王焘 . 外台秘要方 [M]. 高文铸 , 校注 . 北京 : 华夏出版社 ,1993:443-444.

[7] 张介宾 . 景岳全书 [M]. 北京 : 人民卫生出版社 ,2007:1501.

[8] 汪讱庵 . 本草易读 [M]. 北京 : 人民卫生出版社 ,1987:201.

[9] 张璐 . 张氏医通 [M]. 北京 : 人民卫生出版社 ,2006:456,943.

[10] 吴谦 . 医宗金鉴 [M]. 北京 : 人民卫生出版社 ,2006:656.

续表

朝代/国家	出处	主治病症
清	《婴儿论》[1]	治婴儿乳食饥饱失度腹痛
	《温病条辨》[2]	疝气脉弦紧，胁下偏痛，发热
	《时方妙用》[3]	腹痛连胁痛，脉弦紧，恶寒便秘
	《医学从众录》[4]	治同仲景
	《邹氏寒疫论》[5]	少阴寒疫，绕脐痛甚，呼暑不已，小便不利，不泄，脉微弦
	《退思集类方歌注》[6]	治胁下偏痛，脉弦，便秘，发热恶寒
	《医学刍言》[7]	腹兼胁痛，恶寒，便秘
	《杂证要法》[8]	食积而疼
	《本草思辨录》[9]	治胁下偏痛
	《医学衷中参西录》[10]	治肠结腹疼者
民国	《金匮方症歌括》[11]	治疗腹满痛，属寒实内结者
日本	《医心方》[12]	胁痛
	《疝气证治论》[13]	治疝腹胀满，痛甚欲绝者，下利者
	《古方分量考》[14]	治腹绞痛，恶寒者
	《餐英馆疗治杂话》[15]	积聚疝气，一切腹痛，尤以外有切痛者
	《杂病广要》[16]	腹痛连胁痛，脉弦紧，恶寒甚，便秘

[1] 周士祢.婴儿论 [M].江月斐，校注.北京：中国中医药出版社,2015:79-81.
[2] 吴瑭.温病条辨 [M].张志斌，校点.福州：福建科学技术出版社,2010:128.
[3] 陈修园.时方妙用 [M].杨护生，校注.福州：福建科学技术出版社,1986:54.
[4] 陈修园.医学从众录 [M].太原：山西科学技术出版社,1996:60.
[5] 周慎.湖湘名医典籍精华：内科卷　邹氏寒疫论 [M].长沙：湖南科学技术出版社,1999:354.
[6] 王泰林.王旭高医书六种：退思集类方歌注 [M].上海：上海科学技术出版社,1965:45.
[7] 王旭高.医学刍言 [M].北京：人民卫生出版社,1960:17.
[8] 庆云阁.医学摘粹 [M].彭静山，点校.上海：上海科学技术出版社,1983:113-114.
[9] 周岩.本草思辨录 [M].太原：山西科学技术出版社,2015:67.
[10] 张锡纯.医学衷中参西录 [M].石家庄：河北人民出版社,1957:155.
[11] 罗振湘.金匮方症歌括 [M].长沙：振湘医社出版社,1936:12.
[12] 丹波康赖.医心方 [M].北京：人民卫生出版社,1955:151.
[13] 大桥尚因.疝气证治论 [M]// 陈存仁.皇汉医学丛书.上海：上海中医学院出版社,1993:14.
[14] 平井源贞赖.古方分量考 [M]// 陈存仁.皇汉医学丛书.上海：上海中医学院出版社,1993:17.
[15] 大塚敬节，矢数道明.近世汉方医学书集成：目黑道琢 [M].东京：名著出版,1983:52.
[16] 丹波元坚.杂病广要 [M].北京：人民卫生出版社,1958:1141.

续表

朝代/国家	出处	主治病症
日本	《类聚方广义》[1]	治疝气，胸腹绞痛，延及心胸腰部，阴囊㿗肿，腹中时有水声，恶寒甚者
	《证治摘要》[2]	腰痛；治同仲景
	《勿误药室方函口诀》[3]	主偏痛，不论左右，胸胁至腰疼痛者
	《腹证奇览》[4]	以脐之四周有毒，绞痛难忍，或腹底冷寒，或身体恶寒，或胁下偏痛，或身冷恶寒，或脏寒

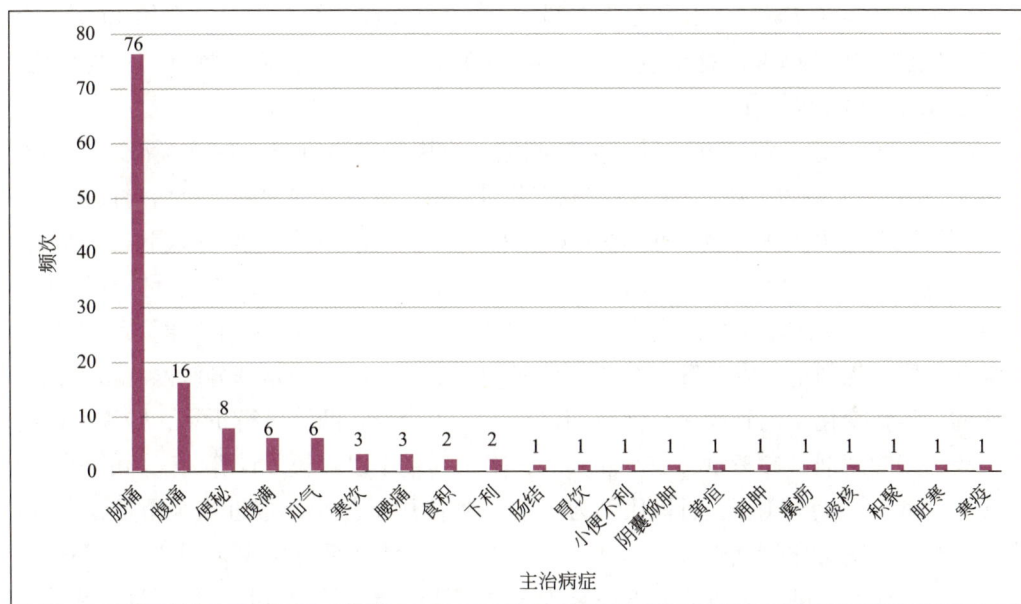

图 1　大黄附子汤主治病症及频次图

（五）剂量分析

经检索获取明确记载大黄附子汤剂量的数据 92 条，除去对原方剂量未作修改或转引重复外，获取有效数据 20 条，分别见于 20 本医籍，涉及中国古医籍 15 本，日本古医籍 5 本。中国医籍主要集中在清代，其中东汉 1 本，南朝 1 本，唐代 1 本，宋

[1] 尾台榕堂 . 类聚方广义 [M]. 徐长卿，点校 . 北京 : 学苑出版社 ,2009:113.

[2] 中川成章 . 证治摘要 [M]// 陈存仁 . 皇汉医学丛书 . 上海 : 上海中医学院出版社 ,1993:26,60.

[3] 陆雁 . 浅田宗伯方论医案集 [M]. 北京 : 人民卫生出版社 ,2019:32.

[4] 稻叶克，和久田寅 . 腹证奇览 [M]. 梁华龙，陈玉琢，陈宝明，译 . 北京 : 中国中医药出版社 ,2017:194.

代 1 本，明代 2 本，清代 8 本，民国时期 1 本。为了能够区别中国和日本医家应用大黄附子汤剂量的区别，本文分别对之进行统计。

1. 中国医籍中的剂量分析

根据《中国科学技术史·度量衡卷》[1]对古代医籍中的相关剂量进行折算，并标注剂型以及用法用量。东汉、西晋、南朝时期的一两折算为 13.80g，唐代一两折算为 14.00g，宋代一两折算为 41.30g，元代一两折算为 38.10g，明清时期一两折算为 37.30g，民国时期一两折算为 31.30g。方寸匕的容量折算受药材种类和质地等因素影响，存在较大差异。傅延龄等人提出一方寸匕草木药物重 4.00 ～ 5.00g。《中药大辞典》[2]记载一方寸匕草本药末为 1.00g，一钱匕相当于一方寸匕的 6/10 ～ 7/10，则一钱匕实际为 0.60 ～ 0.70g，邓中甲在《方剂学》[3]提出一钱匕约合三分，今用 1.00g，李宇航[4]实测一钱匕草木药物重量在 0.50 ～ 2.00g 之间，根据方剂的特点和药物配比，一钱匕取最大值 2.00g 较为合理。

清代医家已意识到经方用量过大的问题，应用经方时剂量开始逐渐减小。详见表 4-3。吴瑭在《温病条辨》[5]中言："原方分量甚重，此则从时改轻，临时对证斟酌。"清代至民国时期大黄附子汤临证应用以汤剂为主，在运用剂量方面有以下三个特点：其一，全方运用剂量大，附子剂量遵从原方以"枚"计算，其余药物剂量皆以"两"计算，折算后大黄用量多数高出附子一倍，如表 4-3 所示喻昌《医门法律》及汪昂《医方集解》所载的剂量。宋佳等[6]指出，此时期剂量较大的原因是部分医家忽略宋代至清代的度量衡变化，仍延续宋金元时期以"古三两合今一两"进行折算，轻于考证所致，故临床应用剂量参考意义较小。其二，附子剂量不以"枚"计算，三药的剂量均转换为"钱"，大黄与附子剂量比例为 1：1，整体用量较小，接近当今用量，大黄、附子、细辛的剂量比例接近 3：3：2。金艳等[7]指出清代部分医家采用"古一两今一钱"的剂量换算原则，即古之一两折算为今之一钱，药物的剂量是指每服量，并非每日总量，如陈修园《医学三字经》及庆云阁《杂证要法》皆以此折算作为大黄附子汤的每服量，按照每日 3 服计算，清代日服总量与仲景每服量大约齐平，此时大黄、附子、细辛的剂量基本比例接近 3：3：2。其三，因用药人群的不同，服药量有所差异。周士祢《婴儿论》所载每服为 1.40g，受众为初生婴儿。其余古籍记载每服量的受

[1] 丘光明，丘隆，杨平 . 中国科学技术史 : 度量衡卷 [M]. 北京 : 科学出版社 ,2001:447.
[2] 江苏新医学院 . 中药大辞典 : 附编 [M]. 上海 : 上海科学技术出版社 ,1979:762.
[3] 邓中甲 . 方剂学 [M]. 上海 : 上海科学技术出版社 ,2008:30.
[4] 李宇航 .《伤寒论》方药剂量与配伍比例研究 [M]. 北京 : 人民卫生出版社 ,2015:68-69.
[5] 吴瑭 . 温病条辨 [M]. 张志斌，校点 . 福州 : 福建科学技术出版社 ,2010:128.
[6] 宋佳，谭曦然，傅延龄 . 宋代至清代经方本原剂量研究概述 [J]. 中医杂志 ,2013,54(21):1804-1807.
[7] 金艳，李兵，张卫，等 . 汉代经典名方复方制剂开发的用法用量分析与对策 [J]. 中国实验方剂学杂志 ,2024,30(7):1-10.

众多为中青年或老年人。古人对经方的灵活施用于我们现代对前人经验的应用和研发具有启发意义。

表4-3 大黄附子汤剂量统计表

朝代	出处	大黄	附子	细辛	剂型	每日服用频次
东汉	《金匮要略》[1]	41.40g	45.00g	27.60g	汤剂	三服
南朝	《小品方》[2]	41.40g	45.00g	27.60g	汤剂	二服
唐	《备急千金要方》[3]	42.00g	45.00g	42.00g	煮散	二服
宋	《圣济总录》[4]	5.00g	3.60g	3.40g	煮散	二服（每服三钱匕）
明	《医学纲目》[5]	11.20g	30.00g	74.60g	汤剂	三服
	《济世全书》[6]	37.30g	52.30g	37.30g	汤剂	三服
清	《医门法律》[7]	74.60g	30.00g	74.60g	汤剂	三服
	《伤寒绪论》[8]	37.30g	15.00g	7.40g	汤剂	三服
	《医方集解》[9]	74.60g	15.00g	74.60g	汤剂	三服
	《张氏医通》[10]	37.30g	22.20g	7.40g	汤剂	三服
	《婴儿论》[11]	1.90g	1.10g	1.10g	汤剂	三服
	《温病条辨》[12]	18.50g	18.50g	11.10g	汤剂	二服
	《医学三字经》[13]	7.40g	7.40g	3.70g	汤剂	一服
	《杂证要法》[14]	11.10g	11.10g	7.40g	汤剂	一服
民国	《金匮方症歌括》[15]	9.30g	9.30g	6.20g	汤剂	二服

备注：《济世全书》中直接折算剂量并非每日服量，结合方剂组成及剂量按"日服三次"计算每服量。

由上述不同时期的剂量变化可知，历代文献中所记载的大黄附子汤的运用剂量医

[1] 何任. 金匮要略校注 [M]. 北京：人民卫生出版社,1990:101.

[2] 陈延之. 小品方 [M]. 高文铸, 辑校注释. 北京：中国中医药出版社,1995:35.

[3] 孙思邈. 备急千金要方 [M]. 北京：人民卫生出版社,1955:299.

[4] 赵佶. 圣济总录 [M]. 北京：人民卫生出版社,1962:1059-1060.

[5] 楼英. 医学纲目 [M]. 北京：中国中医药出版社,1996:246.

[6] 李世华, 王育学. 龚廷贤医学全书 [M]. 北京：中国中医药出版社,1999:994-996.

[7] 喻嘉言. 医门法律 [M]. 太原：山西科学技术出版社,2006:90.

[8] 张璐. 伤寒绪论 [M]. 许敬生, 施淼, 范敬, 校注. 北京：中国中医药出版社,2015:214.

[9] 汪切庵. 医方集解 [M]. 叶显纯, 点校. 上海：上海科学技术出版社,1991:187.

[10] 张璐. 张氏医通 [M]. 北京：人民卫生出版社,2006:943.

[11] 周士祢. 婴儿论 [M]. 江月斐, 校注. 北京：中国中医药出版社,2015:81.

[12] 吴瑭. 温病条辨 [M]. 张志斌, 校点. 福州：福建科学技术出版社,2010:128.

[13] 陈修园. 医学三字经 [M]. 王履康, 校注. 福州：福建科学技术出版社,2007:76-77.

[14] 庆云阁. 医学摘粹 [M]. 彭静山, 点校. 上海：上海科学技术出版社,1983:114.

[15] 罗振湘. 金匮方症歌括 [M]. 长沙：振湘医社出版社,1936:12.

家偶有发挥，多以继承原方组方规律为主，大黄、附子、细辛用量比为 3∶3∶2。因寒邪引起的胁腹痛严重，处方内附子、细辛所占比例就会升高；积滞严重，大黄所占比例就会升高；恶寒严重，附子所占比例就会升高。

2.日本医籍中的大黄附子汤剂量

丹波康赖所著《医心方》是日本现存最早的医书，成书于日本永观二年（984），即中国宋朝时期，书中所涉剂量按宋代度量衡折算；此外，《方机》《疝气证治论》《古方分量考》等书于 1936 年被中国医家陈存仁辑录于《皇汉医学丛书》中，其剂量与民国时期普遍用量基本一致，故此时期医书中的药物剂量按照民国度量衡折算。详见表4-4。

表 4-4　大黄附子汤剂量列表

书名	大黄	附子	细辛	剂型	服法 / 天
《方机》[1]	2.80g	4.10g	1.90g	汤剂	三服
《疝气证治论》[2]	1.90g	1.90g	1.30g	汤剂	一服
《古方分量考》[3]	2.80g	3.60g	1.90g	汤剂	一服
《皇汉医学》[4]	11.00g	11.00g	7.00g	煮散	三服
《腹证奇览》[5]	2.80g	3.90g	1.90g	汤剂	一服

古代日本汉方医家遵张仲景之古训者临床多用原方剂量，但处方剂量显著偏低，崔衣林等[6] 研究后表明是由于日本医家对度量衡考证的差异所致，他们认为张仲景对方药计量采用的是"神农秤"，其量值仅为汉代官秤"百黍为一铢"的十分之一，然"神农秤"并非当时的官秤，亦不是仲景计量方药应用的权衡标准。另有学者推测日本汉方小剂量的原因还与药物价格、药物炮制、常用剂型、服药习惯、国民体质差异等影响因素有关[7]。后世学派医家则有所革新，如汤本求真所著《皇汉医学》所用剂量单位皆表明为现代通用单位克，并结合临床应用提出新的剂量，对现代应用大黄附子汤有一定参考价值。

（六）药物基原

大黄附子汤中大黄的应用古今不存在异议，然附子、细辛是有毒的中药材，现代

[1] 吉益东洞，乾省守业. 方机 [M]// 陈存仁. 皇汉医学丛书. 北京：人民卫生出版社,1955:24.
[2] 大桥尚因. 疝气证治论 [M]// 陈存仁. 皇汉医学丛书. 上海：上海中医学院出版社,1993:14.
[3] 平井source贞赖. 古方分量考 [M]// 陈存仁. 皇汉医学丛书. 上海：上海中医学院出版社,1993:17.
[4] 汤本求真. 皇汉医学 [M]. 周子叙，译. 北京：中国中医药出版社,2007:376.
[5] 稻叶克，和久田寅. 腹证奇览 [M]. 梁华龙，陈玉琢，陈宝明，译. 北京：中国中医药出版社,2017:194.
[6] 崔衣林，傅延龄，常爱文，等. 日本经方本原剂量研究溯源 [J]. 中医杂志,2020,61(2):103-106.
[7] 陈丽名，张静，谭颖颖，等. 日本汉方小剂量的原因探究 [J]. 中国民族民间医药,2020,29(2):1-3.

研发应用需要谨慎，除考证药材在处方中的剂量、炮制法外，还需考证其历代所用基原，以保证该处方临床应用的安全性及有效性。

1. 附子

附子为毛茛科植物乌头 *Aconitum carmichaelii* Debx. 的子根的加工品。其味辛、甘，性大热，有毒，归心肾脾经，功善回阳救逆、补火助阳、散寒止痛。附子首见于《神农本草经》，被列为下品，书中记载了附子的性味与功效，云："味辛，温，有大毒。治风寒，咳逆，邪气，温中，金疮，破癥坚，积聚，血瘕，寒湿痿躄，拘挛，膝痛，不能行步。生山谷。"[1] 但未提及其基原。乌头有川乌、草乌之分。南朝陶弘景《名医别录》记载："生犍为及广汉，八月采为附子，春采为乌头。"[2] 提出以采收期划分附子与乌头。"草乌"之名始见于唐代的《千金翼方》，有"大草乌头丸""草乌头丸"等方名，但方中所载为"乌头"而非"草乌"[3]。明代《本草纲目》中首次区别川乌与草乌："初种为乌头，像乌之头也。附乌头而生者为附子，如子附母也……别有草乌头、白附子，故俗呼此为黑附子、川乌头以别之。"[4] 李时珍认为《神农本草经》所载乌头为草乌头，即毛茛科植物北乌头 *Aconitum kusnezoffii* Reichb. 的干燥块根。赵佳琛等[5] 研究指出古代附子入药的主流基原是毛茛科植物乌头 *Aconitum carmichaelii* Debx. 的子根。因此大黄附子汤中使用的附子品种是川乌而非草乌，具体为广布种毛茛科乌头的子根，基原主要分布于四川绵阳地区，以栽培品入药最佳。

2. 细辛

细辛有三种基原，分别是马兜铃科植物北细辛 *Asarum heterotropoides* Fr.Schmidt var.*mandshuricum*（Maxim.）Kitag.、汉城细辛 *Asarum sieboldii* Miq.var.*seoulense* Nakai、华细辛 *Asarum sieboldii* Miq. 的干燥根和根茎。前两种习称"辽细辛"*Asarum heterotropoides* var. *mandshuricum* Kitag.，归心、肺、肾经。细辛首载于《神农本草经》，被列为上品药，云："味辛，温，无毒。治咳逆，头痛，百节拘挛，风湿痹痛，死肌。久服明目，利九窍，轻身长年。生山谷。"[6] 魏晋时期的《吴普本草》最早记载了其形状："如葵，叶赤色，一根一叶相连。"[7] 北宋官修本草《本草图经》记载了细辛的特点："其根细，而其味极辛，故名之曰细辛。"[8] 明代李时珍的《本草纲目》记载："杜衡乱细辛，自古

[1] 马继兴. 神农本草经辑注 [M]. 北京：人民卫生出版社,1995:330.
[2] 陶弘景. 名医别录（辑校本）[M]. 尚志钧,辑校. 北京：中国中医药出版社,2013:192.
[3] 孙思邈. 千金翼方 [M]. 北京：人民卫生出版社,1955:167.
[4] 李时珍. 本草纲目（中）[M]. 刘衡如,刘山永,校注. 北京：华夏出版社,2008:794.
[5] 赵佳琛,赵鑫磊,翁倩倩,等. 经典名方中附子的本草考证 [J]. 中国现代中药,2020,22(8):1340-1360.
[6] 马继兴. 神农本草经辑注 [M]. 北京：人民卫生出版社,1995:74.
[7] 吴普. 吴普本草 [M]. 尚志钧,尤荣辑,郝学君,等辑校. 北京：人民卫生出版社,1987:19.
[8] 苏颂. 本草图经 [M]. 尚志钧,辑校. 合肥：安徽科学技术出版社,1994:97.

已然矣……大抵能乱细辛者，不止杜衡，皆当以根苗色味细辨之。"[1] 李时珍提出除杜衡外细辛的混淆品还有及己、徐长卿、白薇、白前等，使用时需区别两者的外形与气味。民国时期的《中国药学大辞典》中记载细辛处方用名为"北细辛、炙细辛"，产地为"辽宁、吉林两省……朝鲜亦有出"[2]。从处方用名与产地来看，当为辽细辛或汉城细辛，但记载其学名为华细辛，推测由于几种基原同时入药不易区分，或因当时植物分类未细化所致。赵佳琛等[3]对经方中细辛进行考证，指出古代细辛主流基原是自古被奉为细辛道地药材产地的华阴地区所产的华细辛以及辽东一带的辽细辛，并且自明代以来，均认为辽细辛为药材细辛当中之最佳品，延续至今。

（七）药物炮制

经过检索，共获取明确记载大黄附子汤药物炮制相关的数据 76 条，其中出现频次最多的药物为附子（71 次）。下文基于药物炮制及其出现频次来探讨后世常用的大黄附子汤药物炮制方法，具体炮制方法详见表 4-5。该方中大黄与附子的炮制方法较为复杂，结合现代研究成果，以期最大限度还原经方用药的炮制面貌，实现全方的增效减毒。

表 4-5　大黄附子汤药物炮制及出现频次

药物	频次	炮制方法						
大黄	3	锉碎醋炒香（2）	酒浸（1）					
附子	71	炮（63）	炮，去皮破（2）	炮裂去皮脐（2）	炮，去皮脐，各破8片（1）	泡（1）	炒黑（1）	生附子（1）
细辛	2	去苗叶（2）						

1. 大黄

《神农本草经》记载了大黄的性味与功效，但未见其炮制之法，在 76 条炮制方法统计中，记载大黄炮制法的仅为 3 条。汉代以后记载大黄炮制的文献逐渐增多，宋代《圣济总录》中出现了"锉碎醋炒香"[4] 的炮制方法。现代研究表明，大黄用不同的方法进行炮制，可使其临床疗效发生相应变化[5]。张仲景方中大黄主要分为酒大黄、蒸大黄、生大黄，炮制时以酒为主要辅料，包括酒洗和酒浸两种。酒洗、酒浸后大黄仍属生品，酒洗大黄可以缓其峻烈之性，增强泻下逐瘀和除上焦脑腑之热的功效；酒浸大黄入血分，可以加强通脉活血之功，治疗经血不利、瘀结成实者[6]。其炮制及用法灵活多

[1] 李时珍. 本草纲目（中）[M]. 刘衡如, 刘山永, 校注. 北京：华夏出版社, 2008:568.

[2] 陈存仁. 中国药学大辞典（下册）[M]. 上海：世界书局, 1935:1213-1216.

[3] 赵佳琛, 王艺涵, 翁倩倩, 等. 经典名方中细辛的本草考证 [J]. 中国现代中药, 2020,22(8):1303-1319.

[4] 赵佶. 圣济总录 [M]. 北京：人民卫生出版社, 1962:1059.

[5] 刘志坚, 徐建伟. 酒炙大黄的炮制工艺研究 [J]. 浙江中医杂志, 2012,47(10):766-767.

[6] 陈光顺, 孙墨晗, 张毅, 等. 论经方中大黄炮制及煎服法的应用 [J]. 甘肃中医药大学学报, 2023,40(6):21-24.

变，深刻体现仲景辨证论治思想的精髓。元代《汤液本草》云："（大黄）酒浸入太阳经，酒洗入阳明经。"[1] 其后《本草发挥》《药鉴》等本草学著作均引用此观点，说明大黄酒浸酒洗后的作用不同。《金匮要略》所载大黄附子汤用于治疗厥阴上逆侵犯阳明所致腹满痛之寒证，故当选用酒洗大黄为宜，具体制法为"除去杂质，酒洗洗净，润透，切厚片或块，晾干"[2]。

2. 附子

附子炮制方法始见于《金匮要略》："皆破解，不㕮咀，或炮或生，皆去黑皮。"[3] 后世医家多沿用此炮制方法，本文检索到的 76 条文献中记载附子"炮"此制法者多达 63 次，占比 83%。详见表 4-5。晋代《刘涓子鬼遗方》中提出"炮裂"[4]制法，首次明确了附子在炮制过程中应达到开裂的程度。宋代开始出现净制法，《圣济总录》记载"炮裂去皮脐"[5]。明代《本草纲目》记载附子"熟用者，以水浸过，炮令发拆，去皮脐，乘热切片再炒，令内外俱黄，去火毒入药"[6]，更有效地降低附子的毒性。

至清代，《温病条辨》记载"生附子炒黑"[7]，此法既可以减弱附子毒性，又有利于附子有效成分溶出[8]。历代医家在临证过程中亦有根据病症特点使用生附子者，如清代《邹氏寒疫论》载："少阴寒疫，由黄庭直抵关元，绕脐痛甚，呼謈不已者，寒实关元也，其人小便不利，关元未衰，故不泄也。关下左右脉皆微而弦。大黄附子汤主之。"[9]治疗感寒邪疠气之疫病，使用生附子回阳救逆以达上助心阳、中温脾阳、下补肾阳之效。

附子常见有切片、切块或研末等用法。《雷公炮炙论》记载："若阴制者，生去皮尖底，薄切，以东流水并黑豆浸五日夜，漉暴用。"[10]论述附子切制即切片浸大豆水后晒干使用，与今用附子炮制法相近，切片后浸于溶液中后或加入盐后直接干燥，或蒸出油后干燥，或蒸透后干燥。清代《伤寒分经》记载："炮，去皮脐，各破八片。"[11]提出附子切 8 片入药，其后切制发展为"薄切"。后世医家根据不同病症用不同辅料炮制附子，附子炮制工艺逐渐丰富。《中国药典》记载附子须切成薄片，内服须经过炮

[1] 王好古. 汤液本草 [M]. 北京：中国医药科技出版社,2011:59-60.
[2] 国家药典委员会. 中华人民共和国药典：2020 年版 一部 [M]. 北京：中国医药科技出版社,2020:25.
[3] 张仲景. 金匮玉函经 [M]. 北京：人民卫生出版社,1955:86.
[4] 龚庆宣. 刘涓子鬼遗方 [M]. 北京：人民卫生出版社,1986:54.
[5] 赵佶. 圣济总录 [M]. 北京：人民卫生出版社,1962:1059.
[6] 李时珍. 本草纲目（中）[M]. 刘衡如, 刘山永, 校注. 北京：华夏出版社,2008:796.
[7] 吴瑭. 温病条辨 [M]. 张志斌, 校点. 福州：福建科学技术出版社,2010:78.
[8] 侯佑柱, 周计春, 张小琴. 《伤寒论》附子炮制方法及用量应用探析 [J]. 中国中医急症,2024,33(10):1828-1830.
[9] 周慎. 湖湘名医典籍精华：内科卷 邹氏寒疫论 [M]. 长沙：湖南科学技术出版社,1999:354.
[10] 雷敩. 雷公炮炙论 [M]. 施仲安, 校注. 南京：江苏科学技术出版社,1985:55.
[11] 吴仪洛. 伤寒分经 [M]. 张胜忠, 胡久略, 校注. 北京：中国中医药出版社,2015:397.

制[1]。临床应用中附子需炮制成黑顺片或白附片的规格才能入药。黑顺片则需洗净泥附子，浸于胆巴的水溶液中数天，煮透，捞出，水漂，纵切成厚约 0.50cm 的片，后用调色液染成浓茶色，取出，蒸至出现油面、光泽，烘至半干后，再晒干。白附片炮制初期步骤如上述黑附子，捞出后需剥皮，纵切成厚约 0.30cm 的片，用水浸润、漂洗，取出，蒸透，晒干。现今临床使用附子时多使用黑顺片的炮制规格。

3. 细辛

原方细辛无炮制记载。古代医籍中对细辛的炮制记载相对较少，由表 4-5 可见，仅记载 2 次，主要为去苗叶，说明大黄附子汤中的细辛历代皆为生用。《雷公炮炙论》记载"切去头子……拣去双叶者，服之害人"[2]，《圣济总录》记载"去苗叶"[3]，皆认为其叶服之有害，炮制时需去除地上的苗叶。《本草经集注》载"用之去其头节"[4] 阐明细辛炮制还需去除芦头部位。后世多沿用雷敩和陶弘景的制法，除去苗叶外，还需去除"头节、头、头子、芦头"等芦头的部位，仅根部入药[5]。上述传统处理细辛的方式沿用至民国，后因细辛药源渐稀，遂多用其地上部位及全草。直至第 8 版《中国药典》，才明确指出细辛药用部位为"根及根茎"[6]。切制方面，《千金翼方》记载"切"，《证治准绳》记载"锉细用"[7]。除切制外，部分方书亦记载了加工细辛捣为末的方式，如《太平圣惠方》《外台秘要》等。建议遵从《中国药典》记载的细辛炮制方法："除去杂质，喷淋清水，稍润，切段，阴干。"[8]

（八）剂量分析与煎服法

吴承洛[9]对古代度量衡进行考证，得出东汉时期一两为 13.90g，李宇航等[10]研究指出东汉时期一斤为现代 240.00g，一两折合为 15.00g 较为贴合东汉度量衡。国家中医药管理局发布的《古代经典名方关键信息表（25 首方剂）》将一两换算为 13.80g。据《伤寒论》现代研究可知，附子"一枚"为非度量衡单位，其具体数值或受品种、个体差异、采集、炮制等因素的影响，仝小林等[11]实测了三枚附子（未说明产地及炮制），重 63.00g，折合一枚附子 21.00g。2022 年 9 月发布的《古代经典名方关键信息表（25 首方剂）》

[1] 国家药典委员会 . 中华人民共和国药典 :2020 年版　一部 [M]. 北京 : 中国医药科技出版社 ,2020:200.

[2] 雷敩 . 雷公炮炙论 [M]. 施仲安 , 校注 . 南京 : 江苏科学技术出版社 ,1985:17.

[3] 赵佶 . 圣济总录 [M]. 北京 : 人民卫生出版社 ,1962:1060.

[4] 陶弘景 . 本草经集注（辑校本）[M]. 尚志钧 , 尚元胜 , 辑校 . 北京 : 人民卫生出版社 ,1994:220-221.

[5] 赵佳琛 , 王艺涵 , 翁倩倩 , 等 . 经典名方中细辛的本草考证 [J]. 中国现代中药 ,2020,22(8):1303-1319.

[6] 国家药典委员会 . 中华人民共和国药典 :2020 年版　一部 [M]. 北京 : 中国医药科技出版社 ,2020:241.

[7] 王肯堂 . 证治准绳 [M]. 北京 : 中国中医药出版社 ,1997:935.

[8] 国家药典委员会编 . 中华人民共和国药典 :2005 年版　一部 [M]. 北京 : 化学工业出版社 ,2005:159.

[9] 吴承洛 . 中国度量衡史 [M]. 上海 : 上海书店 ,1984:73.

[10] 李宇航 , 郭明章 , 孙燕 , 等 . 仲景方用药度量衡古今折算标准研究 [J]. 北京中医药大学学报 ,2010,33(9):597-600.

[11] 仝小林 , 穆兰澄 , 吴义春 , 等 .《伤寒论》方剂中非计量单位药物重量的现代实测研究 [J]. 中医杂志 ,2009,50(S1):1-2.

将一枚炮附子折算为 15.00g，结合现代药典规定用量，故此将一枚附子折算为 15.00g。

综上，汉代一两可折合为 13.80g ～ 15.00g，取 13.80g，可将原方剂量换算为大黄 41.40g，附子 45.00g，细辛 27.60g，其剂量已超出《中国药典》2020 年版的剂量范围。上述剂量依据汉代度量衡直接折算，一定程度上与当今临床应用不符，结合大黄附子汤温下之效，应在固定原方 3∶3∶2 的比例和每服量的基础上，结合安全性评价结果及临床用药实际确定日服总量。根据 2020 年版《中国药典》[1] 现代临床规定用量大黄 3.00 ～ 15.00g，附子 3.00 ～ 15.00g，细辛 1.00 ～ 3.00g，《经方临床用量策略专家共识》[2] 指出急危重难病，经方一两可折合用 6.00 ～ 9.00g，慢性疾病，经方一两可折合用 3.00 ～ 6.00g，预防性用药，经方一两可折合用 1.00 ～ 3.00g，推荐本方每服剂量为大黄 5.00g，附子 5.00g，细辛 3.00g，日服用 1 ～ 3 次；日服总量为大黄 15.00g，附子 15.00g，细辛 9.00g。此外，细辛一药有小毒，有"用量不过钱"之说，根据《中国药典》一钱折合为现在的 3.00g。吴贤益等 [3] 指出此药临证应用当遵守古训与《中国药典》规定，研末吞服 1.50g 足矣，若单味药入煎剂可增加细辛剂量，但应严格控制在 3.00g 以下。宋代陈承《本草别说》记载："细辛若单用末，不可过半钱匕，多即气闷塞不通者死。"[4]《本草纲目》亦载："承曰：细辛…若单用末，不可过一钱，多则气闷塞，不通者死。"[5] 历代本草学著作中并未明确细辛入汤剂的用量，但指出"用量不过钱"的三个前提，首先是生用，其次是单味药应用，最后是研末吞服，后世多数学者认为细辛入煎剂时剂量可超过规定限度 [6-10]。赵佳琛等人 [11] 指出细辛单用散剂应遵循《中国药典》规范，入煎剂则须严格把控煎煮时长，采取先煎、久煎或敞口煎煮等方式使毒性成分充分挥发。以上提示我们使用细辛时应从剂型及炮制等方面综合考虑，如果不规范用法，均拘泥于古训，一概予以限量，是不可取的。

《金匮要略》记载此方"以水五升，煮取二升，分温三服，若强人，煮取二升半，分温三服，服后如人行四五里，进一服"[12]。其中体质强者的煎服法与体质弱者有所区

[1] 国家药典委员会 . 中华人民共和国药典 :2020 年版　一部 [M]. 北京 : 中国医药科技出版社 ,2020:25,201,242.

[2] ZHA L H,HE L S,LIAN F M,et al.Clinical Strategy for Optimal Traditional Chinese Medicine (TCM) Herbal Dose Selection in Disease Therapeutics: Expert Consensus on Classic TCM Herbal Formula Dose Conversion[J].Am J Chin Med,2015,43(8):1515-1524.

[3] 吴贤益 , 张守杰 , 袁晓雯 . 朱宗云运用细辛、凝水石的经验 [J]. 上海中医药杂志 ,1986(6):33.

[4] 唐慎微 . 重修政和经史证类备用本草 [M]. 尚志钧 , 郑金生 , 尚元藕 , 等校点 . 北京 : 华夏出版社 ,1993:174.

[5] 李时珍 . 本草纲目（中）[M]. 刘衡如 , 刘山永 , 校注 . 北京 : 华夏出版社 ,2008:569.

[6] 王红丽 , 吴红展 . 细辛在中药汤剂中的临床用量分析 [J]. 中国药物经济学 ,2014,9(7):63-64.

[7] 洪冰 . 细辛限量和毒性的本草考证 [J]. 海峡药学 ,2010,22(4):38-39.

[8] 聂安政 , 赵雪睿 , 朱春胜 , 等 . 细辛用药沿革与合理用药思考 [J]. 中草药 ,2018,49(23):5719-5723.

[9] 刘俊杰 , 王金平 , 弓铭 , 等 . 细辛用量之争及其使用策略 [J]. 中医药临床杂志 ,2018,30(8):1415-1417.

[10] 杨乐乐 , 黄韵 , 沈涛 . 再谈"细辛不过钱" [J]. 中华中医药杂志 ,2024,39(1):106-109.

[11] 赵佳琛 , 赵鑫磊 , 翁倩倩 , 等 . 经典名方中附子的本草考证 [J]. 中国现代中药 ,2020,22(8):1340-1360.

[12] 何任 . 金匮要略校注 [M]. 北京 : 人民卫生出版社 ,1990:101.

别，体现了药物煎煮时间和服药间隔时间的变化。学者多认为"人行四五里"用来形容时间长短[1-3]，即人走四五公里路的时间，约为 30 分钟。王付[4]认为约间隔 25 分钟。张光霁等[5]认为应是 40 ~ 50 分钟。陶葆荪指出"大黄愈久煎，则气愈薄，扫荡力愈缓"[6]，认为体质强者煎煮时间应该短一些，故"煮取二升半"，同时，前两次服药间隔时间以 30 分钟为宜。《中国科学技术史·度量衡卷》记载东汉一升为 200.00mL[7]，原方记载体质弱者煎煮时加水 1000.00mL，煮取 400.00mL，温服。若体质强者可缩短给药时间，加水 1000.00mL，煮取 500.00mL，煮取时间变短以集中附子、大黄之效，第 1 次服药效果不佳，可缩短服药时间，首次服用 30 分钟后，第 2 次服药，通过缩短第 1 次与第 2 次的给药时间，增强温里散寒、通便止痛之功。然运用本方应遵从仲景本意，以利为度，便通痛除，中病即止，不必尽剂，结合《古代经典名方关键信息表（"竹叶石膏汤"等 25 首方剂）》及安全性评价[8]的结果，建议患者日服用次数为 1 ~ 3 次，以每服剂量作为日服最低剂量，日服总量作为日服最高剂量，宜根据患者体质及服药后大便通畅与否调整煎煮与服用方法。

三、小结

大黄附子汤首见于《金匮要略》，其异名方为大黄附子细辛汤，中日医家对于其药物组成、基本方义、功效主治基本上无争议。历代医家认为本方基本病机为虚寒上逆，寒性凝滞，阳气不通，肠道传化失司而致腹痛、大便秘结，寒邪偏聚一侧故胁下偏痛，阳为寒郁，营卫失调而发热，脉弦紧为寒实之象。辨证以寒性腹痛、便秘为主要临床表现者，可用大黄附子汤治疗。然中医辨证论治之关键在于辨病机，病机一致即可随证治之。东汉时期炮制技术尚未完善，在结合本方病机及炮制技术的基础上，对于附子和细辛二者有毒性药物应遵循《中国药典》方法炮制，大黄则除去杂质，酒洗洗净，润透，切厚片或块，晾干再入药使用。大黄附子汤关键信息详见表 4-6。

[1] 董正华，杨轶. 金匮要略通解 [M]. 西安：三秦出版社,2001.256.

[2] 卢景明.《金匮要略》参新释 [M]. 沈阳：辽宁科学技术出版社,1992:195.

[3] 吕志杰. 张仲景方剂学 [M]. 北京：中国医药科技出版社,2005:188.

[4] 王付. 学用大黄附子汤的探索与实践 [J]. 中国实验方剂学杂志,2011,17(21):308-310.

[5] 张光霁，黄建波. 中医将息法 [M]. 北京：中国中医药出版社,2011:149.

[6] 陶葆荪. 金匮要略易解 [M]. 广州：广东科技出版社,1981:181.

[7] 丘光明，丘隆，杨平. 中国科学技术史：度量衡卷 [M]. 北京：科学出版社,2001:447.

[8] 金艳，李兵，张卫，等. 汉代经典名方复方制剂开发的用法用量分析与对策 [J]. 中国实验方剂学杂志,2024,30(7):1-10.

表 4-6 大黄附子汤关键信息表

基本信息		现代对应情况					
出处	处方、制法及用法	药味名称	基原及用药部位	炮制规格	折算剂量	用法用量	功能主治
《金匮要略》(汉代张仲景)	大黄三两、附子三枚、细辛二两。以水五升，煮取二升，分温三服。若强人，煮取二升半，分温三服，服后如人行四五里，进一服	大黄	蓼科植物掌叶大黄 Rheum palmatum L.、唐古特大黄 Rheum tanguticum Maxim. ex Balf.或药用大黄 Rheum officinale Baill.的干燥根和根茎	酒洗	41.40g	以水 1000.00mL，煮取 400.00mL，常人温服，日 1～3 次；体质强者煮取 500.00mL，温服，日 1～3 次，若第 1 次服药疗效不佳，可间隔 30 分钟后，再服第 2 次药	【功效】温里散寒，通便止痛【主治】寒积里实证，腹痛便秘，胁下偏痛，发热，手足厥冷，舌苔白腻，脉弦紧
		附子	毛茛科植物乌头 Aconitum carmichaelii Debx.的子根的加工品	黑顺片	45.00g		
		细辛	马兜铃科植物北细辛 Asarum heterotropoides Fr.Schmidt var.mandshuricum（Maxim.）Kitag.、汉城细辛 Asarum sieboldii Miq.var.seoulense Nakai 或华细辛 Asarum sieboldii Miq.的干燥根和根茎	生品	27.60g		
备注	据原方中煎煮法"以水五升，煮取二升，分温三服"及"以水五升，煮取二升半，分温三服"可知本方每服量为煎出总量的 1/3，原方单次用量中大黄 13.80g，附子 15.00g，细辛 9.20g，上述剂量系依汉代度量衡直接折算，与当今严重不符。因此，从药物安全角度考虑，结合 2020 年版《中国药典》及《经方临床用量策略专家共识》所规定的大黄、附子、细辛 3 药的剂量，在原方药物固定 3∶3∶2 比例的基础上，对用药量进行合理的缩减，最大每服剂量可为大黄 5.00g，附子 5.00g，细辛 3.00g；推荐日服总量为大黄 15.00g，附子 15.00g，细辛 9.00g。本研究遵从仲景方剂服药法中"中病即止，不必尽剂"的指导原则，根据安全性评价结果建议大黄附子汤的日服用次数为 1～3 次，以每服量作为日服最低剂量，原方合理缩减后的日服总量作为日服最高剂量，可结合体质强弱及服药后大便通畅与否调整服用次数，或根据临床实际遵医嘱使用						

　　本方适用于寒性腹痛便秘的病症，后世医家遵从经旨，谨守病机，随证加减，以彰其效。如唐代孙思邈著作中载之温脾汤 5 首，皆由大黄附子汤加减变化而来，其中《备急千金要方》3 首，《千金翼方》2 首，另有温脾丸 1 首；其主治范围扩大到痢疾[1]，其中《备急千金要方》见于治热痢篇及冷痢篇，前者组成为附子、大黄、人参、甘草、干姜，后者去甘草加桂心；唐代《外台秘要》卷二十三引《经效方》之大黄膏，乃大黄附子细辛加连翘、巴豆，治"痈肿瘰疬核不消"。至今，大黄附子汤的临床应用仍然十分广泛，例如被誉为近代"经方大师"的胡希恕认为本方不仅治胁下偏痛，无论哪一体部，凡偏于一侧痛者，大多属于久寒夹瘀所致，用之均验[2]，他曾用大

[1] 高亚菲.试论孙思邈《千金方》治疗下痢的特点 [J]. 中医杂志,1996(2):72-74.
[2] 冯世纶,张长恩.经方传真 [M].3 版.北京:中国中医药出版社,2017:265.

黄附子汤合芍药甘草汤治疗寒饮阻滞、经筋失养之腰痛。名老中医叶橘泉七十年临证加减，用之均验，如治急性胆囊炎本方加金钱草、郁金、茵陈；治阑尾炎本方加败酱草、薏苡仁；治胰腺炎本方加金钱草、柴胡、蒲公英根。

现代临床应用中多将其作为基础方，延伸到内科、外科、妇科、儿科等其他杂病中，如治疗肠梗阻、急性胰腺炎、急性阑尾炎、急性胆囊炎等脾胃病。截至目前，大黄附子汤"温里散寒止痛"之效已有相关实验证实，其温阳止痛、通便止痛的机制可能与血清肿瘤坏死因子 –α（TNF-α）、C 反应蛋白水平[1]、外周血转化生长因子 β1（TGF-β1）/ 骨形态发生蛋白 7（BMP-7）及 Smad6 蛋白表达[2]、库普弗细胞的活化密切相关[3]。然而，对于大黄附子汤用于治疗因积滞日久成痼、房事过伤血蓄小腹而发黄等病症，目前仍缺乏相应动物实验证据与临床数据，尚有待进一步实验证实，可结合现代药理学、分子生物学等现代科技手段，深入研究大黄附子汤，以揭示其更多潜在的疗效和应用领域。

第二节　　基于CiteSpace的大黄附子汤研究热点及趋势分析

本研究通过应用文献计量学方法和借助 CiteSpace 6.3.R1 软件，对中国知网（CNKI）内关于大黄附子汤的 126 篇中文研究文献进行了深入的系统性探究。本次分析成果不仅勾勒出了大黄附子汤研究领域的发展脉络，还明晰了其中的热点议题，并识别出了主要的研究贡献者及其所属机构。研究发现，大黄附子汤的文献发表量在 2013 年至 2019 年间显著增长，达到峰值后逐渐回落。在作者层面，吴丽凭借她丰富的文献产出和稳定的研究团队，在该领域占据了核心地位。机构层面，南京中医药大学在大黄附子汤的研究上占据领先地位，且该地区内机构间的协作十分紧密。通过对关键词的共现与聚类分析，本研究得到大黄附子汤研究的主要焦点，包括其临床应用、药理机制解析，以及文献的深入探究方向等。进一步的时间线分析和关键词突现分析，则展现了研究热点随时间的流转，从临床疗法的探索到作用机制的深入，再到临床效果的实证研究和联合疗法的创新。此外，本研究还展望了大黄附子汤的未来研究方向，包括个性化治疗策略的探索、药物创新的尝试、多学科间的交叉融合，以及国际的学术交流与合作等。

[1] 郭永祥 . 大黄附子汤加味对老年不全性肠梗阻患者血清 TNF-α、CRP 水平的影响 [J]. 现代诊断与治疗，2020,31(5):690-691.

[2] 张琳琳，张海晨，宋云霄，等 . 大黄附子汤对腺嘌呤致慢性肾衰竭小鼠外周血 TGF-β1、BMP-7 水平及肾组织 Smad6、P38 蛋白表达的影响 [J]. 中医杂志 ,2019,60(24):2138-2142.

[3] 王逸 . 重症急性胰腺炎大鼠肝 Kupffer 细胞的活化及大黄附子汤干预作用的研究 [D]. 大连 : 大连医科大学 ,2019: 27.

一、资料与方法

（一）数据采集

通过中国知网（CNKI）数据库检索文献，查找数据库中收录的关于大黄附子汤在中医药研究领域的相关文献。采用中国知网（CNKI）进行检索，关键词或主题词为"大黄附子汤"，同时设定检索时间为 2004 年 1 月 1 日至 2024 年 4 月 1 日，共检索出文献 210 篇。

对中国知网近二十年大黄附子汤的有关文献进行筛选，排除标准包括科普、会议、通知、学位论文、报告、报纸、与大黄附子汤研究不相关文献、大黄附子汤不为其主要研究对象的文献（仅提及）、综述、分析等非原始文献研究文献，最终纳入有效文献 126 篇。

（二）数据处理及分析

将纳入的中文文献题录以 CNKI 中的"Refworks"的格式导出，以"download_**.txt"命名后选择 CiteSpace 软件进行格式转换，时间范围选择为 2004—2024 年，节点类型分别选择为作者、机构、关键词，其余采用默认设置，对采用的 126 篇大黄附子汤中文文献进行分析。最后根据生成的知识图谱、主题聚类等进行结果解读与分析，揭示大黄附子汤有关研究领域的热点、演进路径与前沿探索。

（三）数据可视化

本组研究人员利用 CiteSpace 软件对被采用的 126 篇大黄附子汤相关文献进行了年度发文量、作者、机构及关键词聚类、共现、时间线、突现等的可视化图谱制作，并根据导出结果中节点大小、连线粗细等信息对年度发文量、作者合作情况、机构研究情况，以及关键词共现、聚类、时间线、突现等进行深入研究分析。

二、结果与分析

（一）年度发文量

通过分析大黄附子汤相关文献发文量的年度分布，从图谱中可以看出，中文文献的发文情况可以分为以下三个阶段：2004—2011 年属于大黄附子汤的基础研究阶段，年发文量总体较少，均不超过 6 篇；2012—2019 年的年发文量有所增长，年发文量升高，尤其在 2013、2016、2019 年三个年份发文量较多，但在 2018 年发文量骤减，其中 2013、2019 年

扫一扫，了解更多信息
（年度发文量）

的年发文量最多，均达到 12 篇；2020—2024 年的发文量减少，有关大黄附子汤的研究较为缓慢。通过对比年发文情况可以看出，大黄附子汤相关中文文献研究起步较早，年发文量起伏较大，近些年发文量呈下降趋势。

（二）作者合作可视化情况

在 CiteSpace 软件中设置时间分区为 1 年分区法，自 2004 年 1 月至 2024 年 12 月每一年为切割点进行分析，节点类型采用作者，选择标准（Selection Criteria）中 g-index 的 k 值选择为 25，剪切方式（Pruning）采用 Pruning sliced networks 法，形成后的图谱共有 292 位作者被纳入，共获得 292 个节点，526 条连线，每一个作者占据一个节点，而作者发表文献数量的多少由节点的大小和节点标签即作者名字的大小来表示，不同作者间如有合作发文则以连线表示。图谱中显示人名的节点是发文量≥ 2 篇的作者，也是对大黄附子汤研究较深入的核心作者。

其中有 26 位作者发文量≥ 2 篇，占比约 8.90%。发文量并列第一的四名作者为吴丽、蔡宝昌、刘晓、蔡皓，且四人均在同一团队中[1]。由图谱可以看出，研究团队之间联系较少，形成的团队主要存在两种形式：第一种形式为紧密型团队模式，其特点是发文量高、团队人数多、团队成员间联系紧密；另一种形式为分散型团队模式，其特点是发文量少、团队人数少、团队成员间联系较少。紧密型团队多存在 2 名以上发文量≥ 2 篇的核心作者，分散型团队则多由 1 篇文章将几个作者联系在一起，其中仅有郑昱发文量≥ 2 篇。大黄附子汤中文文献研究中，由结果可见，规模最大的研究团队为以吴丽、蔡宝昌等为核心的团队，研究内容涉及大黄附子汤对重症急性胰腺炎的影响、对腹腔巨噬细胞功能的影响、对大黄附子汤血清药物化学初步研究等[2]。此外，以战丽彬、范治伟等为核心的团队和以刘锦、刘福生等为核心的团队亦规模较大，在大黄附子汤的研究领域中作出了重要贡献[3]。

扫一扫，了解更多信息（作者合作图）　扫一扫，了解更多信息（核心作者合作图）

（三）机构研究可视化

在 CiteSpace 软件中设置时间分区为 1 年分区法，自 2004 年 1 月至 2024 年 12 月每一年为切割点进行分析，节点类型采用作者、选择标准（Selection Criteria）中 g-index

[1] 吴丽,蔡宝昌,刘晓,等.大黄附子汤含药血清对重症急性胰腺炎小鼠腹腔巨噬细胞 JAK2/STAT3 信号通路的影响 [J].中草药,2013,44(22):3195-3199.
[2] 吴丽,刘晓,蔡皓,等.大黄附子汤对重症急性胰腺炎大鼠 STAT3 表达的影响 [J].中华中医药杂志,2012,27(4):933-937.
[3] 刘锦,方隆磊,孙琛琛,等.大黄附子汤加味治疗老年脓毒症急性胃肠损伤的随机对照研究 [J].中华中医药杂志,2022,37(11):6868-6872.

的 k 值选择为 25，剪切方式（Pruning）采用 Pruning sliced networks 法，形成后的图谱共有 145 所机构被纳入，共获得 145 个节点，69 条连线，每一个机构占据一个节点，机构节点与机构名称的大小反映出该机构发文量（频次）的多少情况，节点间的连线代表机构之间有合作关系。

由图谱可见，每个节点代表一个机构，图中显示的机构均为发文量 ≥ 2 篇的机构，共有 12 家，占比约 8.3%，其中发文量最高的是南京中医药大学，共 14 篇（将统属于南京中医药大学的机构相合并），其次为北京中医药大学、大连大学附属中山医院。机构间合作关系的紧密程度由图谱密度来表示，图中连线较为稀疏，表明各机构间合作关系不甚紧密，多为同地区中医药大学与其附属医院或者当地医药公司间展开的合作。不同地区联系较少，一定程度反映出地域对学科交流的阻隔。

扫一扫，了解更多信息（机构合作图）　扫一扫，了解更多信息（核心机构合作图）

（四）关键词共现分析

关键词是对文献研究主题和核心内容的高度概括，基于关键词共现分析，可以了解某一领域不同研究热点分布及发展情况。通过 CiteSpace 软件分析大黄附子汤相关文献发文量的年度分布，形成后的图谱共有 238 个关键词被纳入，共获得 593 个节点，连线代表关键词共同出现在某篇文章中，分析得出频次 ≥ 2 的关键词有 18 个，占比 18.5%，其中大黄附子汤出现频次最多，为 86，中心度为 1.86。图谱反映了研究涉及主要内容包括临床研究、临床疗效、经方等方面。大黄附子汤的药理作用探究主要是研究人员通过运用大鼠模型来进行实验研究。而对大黄附子汤的临床应用研究主要包括脓毒症、胃肠功能障碍、慢性肾衰竭、重症急性胰腺炎、便秘等方面。

扫一扫，了解更多信息（关键词共现图）

（五）关键词聚类分析

关键词聚类可以清晰展示该研究领域每个研究主题的组成情况。为进一步了解大黄附子汤的热点主题，深度挖掘主题共现关系，依据关键词相似度，在关键词共现图谱的基础上进行聚类分析，绘制关键词聚类图谱。从可视化关键词聚类图谱来看，有 238 个节点（N），有 593 条边（E），图谱密度（Density）为 0.021。根据可视化关键词聚类图谱得到，Q 大于 0.3，说明聚类效果显著，S 大于 0.7，表示聚类结果令人信服。图谱中共展现出 8 个关键词聚类，Q 值为 0.642，表明聚类效果良好，S 值为 0.9411，表明聚类可信度高。根据关键词聚类图谱可以将 8 个聚类分为 4 个方向：疾病治疗（#2 慢性肾衰竭、#4 胰腺炎、#5 便秘）、作用机制研究（#1 机制）、治疗应用（#3 保留灌肠、#7 灌肠）、药方研究（#0 大黄附子汤、#6《金匮要略》）。

首先，根据图谱分析，#0 大黄附子汤的聚类面积最大，包含的节点最多，且与 #1 机制和 #4 胰腺炎的聚类重合较多，重合的节点有重症急性胰腺炎、肠胃功能障碍、脓毒症等，且在 2017 年至今的节点占大多数，可以看出 2017 年至今大黄附子汤的研究热点在胰腺炎的治疗与大黄附子汤的作用机制方面。其次，#3 保留灌肠和 #7 灌肠的聚类面积虽然较小，但各节点的联系较为紧密，时间多在 2010 年之前，说明灌肠疗法的研究应用为过去几年的研究热点。2010 年后基本不再被关注。

扫一扫，了解更多信息
（关键词聚类图）

（六）关键词时间线分析

在关键词聚类图谱基础上，利用局部线性回归绘制时间线图谱。分析时间线图谱，2004—2008 年研究热点为大黄附子汤的临床应用疗法，2009—2017 年研究热点为大黄附子汤的作用机理研究，2018—2024 年的研究热点为大黄附子汤的临床效果实验及其与其他方法联合作用。其中聚类 #0 大黄附子汤从 2004 年持续至今，贯穿于整条时间线，是研究的核心重点。聚类 #7 灌肠的时间线最短，且时间线上的节点较少、较早，是过去的研究热点。聚类 #1 机制和聚类 #2 慢性肾衰竭的时间线虽然较短，但节点多、联系紧密，节点的时间也多在 2017 年后，且两个聚类的时间线相近，说明大黄附子汤在慢性肾衰竭上的治疗机制在 2017 年后受到广泛的研究与关注。

扫一扫，了解更多信息
（关键词聚类时间线图）

（七）关键词突现分析

关键词突现是指某研究领域在某一特定时期内对某种主题关注程度的变化情况，通过分析研究热点随时间变化趋势，来把握研究热点。通过关键词突现分析，本研究共得到 12 个关键词。根据图谱显示，2004—2015 年，大黄附子汤的研究热点主要集中于疾病的治疗，如便秘、胆心综合征、重症急性胰腺炎等[1]。2016—2024 年，大黄附子汤的研究热点主要集中于实验研究，如大鼠、临床研究、随机对照试验等。其中，脓毒症与肠胃功能障碍的研究分别从 2017 年和 2019 年开始保持强势，并持续至今，有望作为大黄附子汤将来的研究重点。而便秘虽然持续了较长一段时间，但在突现图谱的后期已经被废弃，表明大黄附子汤在便秘的治疗方面受到的关注降低，但仍展现了研究热点随着时间推移的变迁。

扫一扫，了解更多信息
（关键词突现图）

[1] 吴丽，吕高虹，刘晓，等 . 大黄附子汤对重症急性胰腺炎大鼠肠黏膜屏障的影响 [J]. 时珍国医国药，2012，23(11):2679-2681.

三、小结

（一）热点领域

1. 个体化治疗与精准医疗

随着精准医疗概念的提出和发展，个体化治疗已成为医药领域的研究热点。大黄附子汤作为一种经典的中药方剂，其潜力在于能够根据患者的体质、病情等因素进行个体化调整，实现精准治疗。通过深入研究大黄附子汤的药理作用和药效物质基础，结合现代医学技术，有望为个体化治疗提供新的思路和方法。

2. 药物创新与研发

大黄附子汤作为一首经典方剂，其组方原则和药效物质基础为药物创新提供了丰富的资源。通过深入研究大黄附子汤的化学成分和药物作用机制，结合现代药物研发技术，有望开发出新的药物或药物组合，用于治疗更多类型的疾病。

3. 多学科交叉融合

大黄附子汤的研究和应用涉及中医、西医、药学、生物学等多个学科领域。通过多学科交叉融合，整合各学科的优势资源和研究力量，有望深入挖掘大黄附子汤的潜力，推动其在现代医学中的更广泛应用。

4. 国际交流与合作

随着中医药在国际上的影响力不断提升，大黄附子汤的研究和应用也逐渐受到国际医学界的关注。通过加强与国际医学界的交流与合作，分享研究成果和经验，有望推动大黄附子汤在全球范围内的应用和发展。

综上所述，大黄附子汤作为中医药的经典方剂之一，具有巨大的潜力和价值。通过深入研究其药物作用机制、拓展临床应用领域、加强多学科交叉融合和国际交流与合作等措施，有望充分挖掘其潜力，为人类的健康事业贡献更多智慧和力量。

（二）发展趋势

在大黄附子汤的研究中，可视化分析技术能够实现对大黄附子汤相关文献的关键词、研究作者、研究机构等多方面的深入探索。例如，通过可视化技术，研究人员可以更直观地了解大黄附子汤的研究现状、热点及发展趋势。这为快速掌握大黄附子汤研究现状并判断未来发展趋势提供了参考。

展望未来，大黄附子汤的可视化分析将在以下几个方面取得更大的突破：一是实现更加精准和高效的数据分析和处理；二是推动大黄附子汤的药物作用机制和临床应用研究向更深层次发展；三是促进中医药与西医学的有机结合和创新发展；四是为人类健康事业贡献更多的智慧和力量。

总之，大黄附子汤的可视化分析作为中医药研究领域的重要分支，其未来发展前景广阔、潜力巨大。

（三）研究建议

基于 CiteSpace 对大黄附子汤进行可视化研究，尽管它为我们提供了一种直观、可视化的方式来展示该汤剂的研究热点、趋势和合作网络，但仍在数据源、关键词分析、可视化结果解读等方面存在局限性，为了克服以上局限性，可以有针对性地采取如下的解决措施。

1. 扩大数据源

CiteSpace 主要依赖于特定的文献数据库进行可视化分析。然而，大黄附子汤的研究可能并不完全覆盖所有相关的文献数据库，或者某些数据库中的数据可能并不全面或准确，因而不是所有的相关文献都能被检索到，特别是那些发表在非核心或非主流期刊上的文章。这可能导致分析结果存在偏差或遗漏一些重要的研究内容。

为了更全面地反映大黄附子汤的研究现状和发展趋势，可以扩大数据源范围，包括多个不同的文献数据库、会议论文、专利等。同时，也可以考虑对不同数据源进行权重分配，以更准确地反映研究的重要性和影响力。除了使用主流的文献数据库外，还可以考虑包括其他非核心或非主流期刊、会议论文、专利等数据源，以获取更全面的研究信息。

2. 优化关键词处理

关键词提取和聚类是 CiteSpace 分析的核心，但关键词的选取和对聚类结果的解释都带有一定的主观性。此外，CiteSpace 通过提取文献中的关键词来构建可视化网络，但关键词的提取和处理过程可能受到多种因素的影响，如词汇的多样性、同义词或近义词的使用等。这可能导致一些重要的研究主题或概念在可视化结果中未能得到充分体现。

因此，可以运用自然语言处理技术对文献进行预处理，以识别并统一术语。同时，可以结合领域专家的意见，对关键词进行筛选和调整，以提高分析的准确性。

3. 简化可视化结果

CiteSpace 生成的可视化网络图可能非常复杂，包含大量的节点和连线，解读这些结果需要一定的专业知识和经验，对于不熟悉该工具的研究者来说，可能难以准确理解可视化结果所表达的信息和意义。

为了方便研究者解读可视化结果，可以采取以下措施：首先，可以通过调整可视化参数和布局方式，简化网络图的复杂度，使关键信息更加突出；其次，可以提供交互式的可视化界面，允许研究者根据自己的需求进行缩放、平移和筛选等操作；最后，可以结合文字描述和解读，对可视化结果进行详细的解释和说明，帮助研究者更好地理解分析结果。

　　综上所述，基于 CiteSpace 对大黄附子汤进行可视化研究虽然仍存在一些局限性，但通过采取上述改进措施，我们可以提高研究的准确性和可靠性，更好地揭示该领域的研究趋势。

第五章　黄芪建中汤

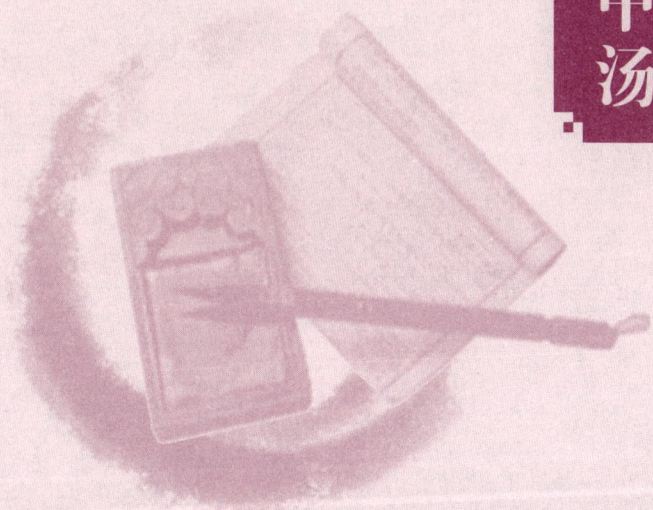

　　黄芪建中汤首载于《金匮要略》，由黄芪、桂枝、芍药、甘草、生姜、大枣、胶饴7味药组成，具有温中补虚、和里缓急的功效，是治疗虚劳病的经典名方。黄芪建中汤组方配伍精妙，临证化裁灵活，临证应用范围广泛，具有较高的临床价值。全文基于东汉至民国时期相关医籍文献，结合文献与计量学方法，考证黄芪建中汤处方源流、药物组成、方义君药、功效主治、药物剂量、药物基原、药物炮制、煎制服法等。同时对现代研究文献进行可视化分析，以揭示该领域的研究现状和主要研究热点。

第一节　黄芪建中汤的历史沿革与关键信息考证

　　黄芪建中汤现代应用于多种消化系统疾病的治疗，效果显著，为《脾胃系病常用经典名方专家共识（2023年修订版）》所收录的第25首方剂。目前对黄芪建中汤的研究主要聚焦于药理成分、作用机制、临床数据统计等方面，从文献层面考证其历史源流与应用经验的研究尚显不足。本文基于东汉至民国时期相关的医籍文献，结合文献与计量学方法，分析相关问题，对黄芪建中汤形成源流、方义与君药、功效及主治、药物剂量、药物基原、煎制服法等进行考证，以期裨益于《金匮要略》经典名方的现代研究开发与临床应用研究。

一、资料与方法

（一）文献数据来源

　　①查阅《中医方剂大辞典》中与"黄芪建中汤"相关条目；②检索《中华医典》等中医古籍数据库，以"黄芪建中汤"为关键词进行全文检索，并查阅纸质版医籍，必要时查阅原版古籍进行比对、核实；③基于中国知网、维普、万方等数据库，检索黄芪建中汤现代研究进展。中国知网检索式为"SU=黄芪建中汤"，万方检索式为"主题：黄芪建中汤"，维普检索式为"M=黄芪建中汤"，设置检索时间为建库至2024年4月30日。

（二）纳排标准

1. 纳入标准

①中华人民共和国成立以前的中医药古籍；②明确记载黄芪建中汤组成、主治、剂量等信息者；③组成与《金匮要略》所载黄芪、桂枝、芍药、大枣、甘草、生姜、胶饴7味药物基本相同及遵循其临证治疗加减原则者。

2. 排除标准

①仅存方名，无相关组成、主治、剂量等信息者；②与"黄芪建中汤"方名一致，但功效、组成不同者；③较《金匮要略》"黄芪建中汤"原方加减超过2味药（包括2味药）者；④记载与《金匮要略》中黄芪建中汤方药组成、剂量、功效主治完全相同，或对《金匮要略》黄芪建中汤原文转引者。

（三）数据规范

①"黄芪建中汤"所涉整理文献，原则上以原书所载内容为准，不做修改，但为使图表简洁，可适当提取关键词；②录入信息包括书名、朝代、作者、功效主治、方药组成、剂量、炮制、煎煮法、服用方法等；③古代医籍记载的药物剂量转换为我国现行单位克（g）、毫升（mL）。

二、结果与分析

（一）入选方剂、医籍

通过检索并归纳、梳理相关文献数据，获取有效数据106条，散见于64部中医医籍文献中，其中东汉时期1本，晋唐时期4本，宋金元时期10本，明代26本，清代22本，民国时期1本，主要分布在明清时期。此外，通过对日本及朝鲜医书检索，发现有效数据5条，见于5部日本及朝鲜医籍中。

（二）处方源流

"黄芪建中汤"出自《金匮要略·血痹虚劳病脉证并治第六》[1]，其组成为"小建中汤加黄芪一两半"，加减原则：①气短胸满者加生姜；②腹满者去枣，加茯苓一两半；③肺虚损不足，补气加半夏三两。后世医家临证多遵循此法。邓珍本、吴迁本所载黄芪建中汤剂量存在一定差异，主要体现在黄芪、甘草、生姜3味药剂量上。详见表5-1。

---

[1] 何任.金匮要略校注 [M].北京：人民卫生出版社,1990:65.

表 5-1　两种版本《金匮要略》黄芪建中汤剂量差异

版本	药物组成与剂量
《新编金匮方论》（元邓珍本）	黄芪一两半　桂枝（去皮）三两　甘草（炙）三两　大枣十二枚　芍药六两　生姜二两　胶饴一升
《金匮要略方》（明吴迁本）	黄芪　桂枝（去皮）　生姜（切）各三两　芍药六两　甘草（炙）二两　大枣（擘）十二枚　胶饴一升

　　黄芪建中汤剂量分歧在于小建中汤的剂量、小建中汤加黄芪之剂量。《伤寒论》《金匮要略》均有小建中汤的记载，但药物剂量存在差异。《金匮要略》邓珍本和吴迁本小建中汤加黄芪之量又存在"一两半"与"三两"之别。黄芪建中汤中黄芪"一两半"的用量在方中与其他药物相比用量略少，甚至少于起佐使作用的甘草，黄芪在方中为臣药，用量当超过起佐使作用的甘草为宜。另外，根据晋唐方书中黄芪建中汤剂量，黄芪的用量一般不小于桂枝用量，由此可知吴迁本所载的黄芪"三两"用量更合理。

　　此外，《金匮要略》中有桂枝加黄芪汤，对比两方条文，其药物组成类似，黄芪建中汤有胶饴，而桂枝加黄芪汤无胶饴；黄芪建中汤芍药用量为六两，桂枝加黄芪汤芍药用量为三两；桂枝加黄芪汤遵循桂枝汤服法需啜热粥，并顿服之；黄芪建中汤无需啜热粥，日三服之。详见表 5-2。

表 5-2　黄芪建中汤与桂枝加黄芪汤比较

出处	方名	主治	药物组成	制法及用法
《金匮要略·血痹虚劳病脉证并治第六》（明吴迁本）	黄芪建中汤	虚劳里急，诸不足，黄芪建中汤主之	黄芪　桂枝（去皮）生姜（切）各三两　芍药六两　甘草（炙）二两　大枣（擘）十二枚　胶饴一升	上七味，㕮咀，以水七升，先煮六味，取三升，去滓，内胶饴令消，温服一升，日三服
《金匮要略·水气病脉证并治第十四》《金匮要略·黄疸病脉证并治第十五》	桂枝加黄芪汤	从腰以上必汗出，下无汗，腰髋弛痛，如有物在皮中状，剧者不能食，身疼重，烦躁，小便不利 诸病黄家，脉浮	桂枝（去皮）　生姜　芍药各三两　甘草二两（炙）　大枣十二枚　黄芪二两	上六味，㕮咀，以水八升，煮取三升，去滓，温服一升，须臾饮热稀粥一升余，以助药力，温覆取微汗，若不汗者，更服

　　后世医家临床应用黄芪建中汤时多改动原方药量比例，不沿用《金匮要略》剂量，或不加胶饴，所以从临证上来讲，桂枝加黄芪汤与黄芪建中汤几乎无差异，古代医籍文献中也存在将黄芪建中汤用于治疗桂枝加黄芪汤证的情况。但二方本证不同，主治亦存在较大差异，但以黄芪建中汤治疗桂枝加黄芪汤证经过历代医家实践检验，说明二方在应用上存在共通性。为遵丛《金匮要略》严谨的理法方药原则，本文将实为桂

枝加黄芪汤的文献数据纳入整理范畴，但不将桂枝加黄芪汤视为黄芪建中汤之异名方。

（三）药物组成

《金匮要略》所载黄芪建中汤由黄芪、桂枝、芍药、生姜、甘草、大枣、胶饴7味药物组成，后世医家对于桂枝、芍药使用情况的记载有所差异。如孙思邈著《备急千金要方》[1]、王焘辑录《外台秘要》[2] 选用"桂心"；李中梓著《医宗必读》[3]、武之望著《济阳纲目》[4] 用"肉桂"；董宿著《奇效良方》[5]、罗天益著《卫生宝鉴》[6]、徐春甫著《古今医统大全》[7] 用"官桂"；赵佶敕编《圣济总录》[8]、潘楫著《医灯续焰》[9] 用"桂"，杨士瀛著《仁斋直指方论》[10] 用"辣桂"。《金匮要略》所载"芍药"，未具体说明使用"白芍"还是"赤芍"，历代医籍所载均为"芍药"或"白芍"，无用"赤芍"者。从宋代开始，黄芪建中汤出现不加入胶饴的现象，这与胶饴的药性有关。明代缪希雍所著《神农本草经疏》言："饴糖成于湿热，少用虽能补脾润肺，然而过用之则动火生痰。凡中满吐逆，酒病牙疳，咸忌之。肾病尤不可服。"[11] 医家普遍认为若体内有湿热、气逆痰多者不可用胶饴，此亦为黄芪建中汤的禁忌证。

（四）方义分析

1. 方义

《金匮要略》未记载黄芪建中汤方义。清代尤怡所著《金匮要略心典》从补虚缓急角度论述："里急者，里虚脉急，腹中当引痛也；诸不足者，阴阳诸脉并俱不足，而眩、悸、喘喝、失精、亡血等证，相因而致也，急者缓之必以甘，不足者补之必以温，而充虚塞空，则黄芪尤有专长也。"[12] 黄芪建中汤在小建中汤的基础上，增加了甘温补气的黄芪，因此补益之效较小建中汤更强。清代李彣、周扬俊则阐述其固表实内的功效。《金匮要略广注》言："建中汤既补中宫，而卫气未实，则补中者仍未免于外泄，加黄芪以固卫气，则卫实荣生，阳行阴守，八珍汤加黄芪，以成十全大补之功，

[1] 孙思邈. 备急千金要方 [M]. 北京：人民卫生出版社,1955:350.

[2] 王焘. 外台秘要方 [M]. 高文铸, 校注. 北京：华夏出版社,1993:327.

[3] 李中梓. 医宗必读 [M]. 北京：人民卫生出版社,2006:205.

[4] 武之望. 济阴济阳纲目 [M]. 苏礼, 校注. 北京：中国中医药出版社,1996:405.

[5] 董宿. 奇效良方 [M]. 北京：中国中医药出版社,1995:340.

[6] 罗天益. 卫生宝鉴 [M]. 武文玉, 孙洪生, 校注. 北京：中国医药科技出版社,2011:42.

[7] 徐春甫. 古今医统大全：下册 [M]. 崔仲平, 王耀廷, 校注. 北京：人民卫生出版社,1991:3.

[8] 赵佶. 圣济总录 [M]. 北京：人民卫生出版社,1962:1595.

[9] 潘楫. 医灯续焰 [M]. 北京：人民卫生出版社,1988:63.

[10] 杨士瀛. 仁斋直指方论 [M]. 盛维忠, 王致谱, 傅芳, 等校注. 福州：福建科学技术出版社,1989:120.

[11] 任春荣. 缪希雍医学全书 [M]. 北京：中国中医药出版社,1999:326.

[12] 尤怡. 金匮要略心典 [M]. 上海：上海人民出版社,1975:46.

义本诸此。"[1]《金匮玉函经二注》言:"不足之证不一,未有不因于气虚者。夫阳生阴长,气苟不充,则日就于损矣。故曰卫气者,所以温分肉,充皮肤,肥腠理,司开阖者也。开阖损其常度,则里急见焉,于是为证之不足者,且不可以概述矣。主以黄芪建中,正于补益中土者,兼足以托实肌表矣。"[2]黄芪有补气固表的功效,小建中汤加黄芪可敛外泄之卫气,此为固表之法。明代王肯堂阐述了其补气生血的作用,《证治准绳·伤寒》言:"夫血不足,而用黄芪者,黄芪味甘,加以甘草,大能生血,此仲景之妙法。盖稼穑作甘,甘能补胃。胃为气血之海,气血所从以生。"[3]黄芪与甘草同用补胃以生气血,适用于虚劳气血两虚证。

2. 君药

黄芪建中汤的君药历代医家并未论述,但对小建中汤的君药却阐述颇多,并有胶饴、芍药两种观点。金代成无己认为胶饴为小建中汤之君药,《伤寒明理论》言:"建脾者,必以甘为主,故以胶饴为君,甘草为臣。桂辛热,辛,散也,润也。荣卫不足,润而散之。芍药味酸,微寒,酸,收也,泄也。津液不逮,收而行之,是以桂、芍药为佐。"[4]明代王肯堂、武之望,清代莫枚士持此论。金代李东垣认为芍药为小建中汤之君药,《脾胃论》言:"君药分两最多,臣药次之……以芍药之酸于土中泻木为君,饴糖、炙甘草甘温补脾养胃为臣。水挟木势亦来侮土,故脉弦而腹痛,肉桂大辛热,佐芍药以退寒水,姜、枣甘辛温发散阳气,行于经脉皮毛为使。建中之名,于此见焉。"[5]李氏以芍药用量最多为君药。《素问·至真要大论》称:"主病之谓君,佐君之谓臣,应臣之谓使。"[6]据此黄芪建中汤之君药应为其中最能发挥建中补虚作用的胶饴。

综上,黄芪建中汤君药为胶饴,其基本病机为里虚不足,脾胃难以生化气血,导致气血阴阳虚损,进而出现悸、眩、失精、亡血等以虚劳里急为核心的虚损症状。方中胶饴为君药,甘温建中,补益脾土;桂枝、芍药、黄芪为臣药,起辛温化阳、酸甘化阴、益气固表之功;大枣、甘草、生姜为佐使,顾护胃气、和里缓急。是方温补并施,祛邪兼顾扶正。

(五)功效主治

通过检索记载黄芪建中汤功效主治的历代文献,除去转引《金匮要略》原文或者重复内容,获得有效数据68条,见于47本古籍中,涉及虚劳、乏力、咳嗽、咳血、脚

[1] 李彣. 金匮要略广注 [M].2 版. 北京:中国中医药出版社,2007:67.
[2] 赵以德. 金匮玉函经二注 [M]. 周扬俊,补注. 北京:人民卫生出版社,1990:106-107.
[3] 王肯堂. 证治准绳 [M]. 北京:中国中医药出版社,1997:753.
[4] 成无己. 伤寒明理论 [M]. 北京:商务印书馆,1955:60.
[5] 李东垣. 脾胃论 [M]. 北京:人民卫生出版社,2005:18.
[6] 佚名. 黄帝内经素问 [M]. 北京:人民卫生出版社,2012:366-367.

气、自汗、盗汗、鼻塞、身痛、身重、黄疸、咽痒、麻木、红汗、腰痛、心悸、怔忡、腹痛、短气、恶寒发热、痈脓、腹满、少食、胸满、头晕等 25 个病症。详见表 5-3。

表 5-3　黄芪建中汤主治病症

朝代	出处	主治
东晋	《刘涓子鬼遗方》[1]	痈未溃
	《肘后备急方》[2]	身体痛重，少气，小腹拘急，心悸少华，饮食无味，多卧少起
唐	《外台秘要》[3]	虚劳里急，少腹绞痛，卵肿缩疼痛；虚劳里急，少腹痛，胸胁痛，心痛短气
宋金元	《圣济总录》[4]	咽喉中肿痒，微嗽声不出
	《太平惠民和剂局方》[5]	气虚及老人伤寒后腹痛；脚气湿肿
	《仁斋直指方论》[6]	伤湿，鼻塞身痛；虚劳自汗
	《鸡峰普济方》[7]	黄汗
	《卫生宝鉴》[8]	面色痿黄，脐腹急痛
	《活人书》[9]	身痛素有热
	《丹溪治法心要》[10]	面色黄，肢体倦，小便清；气虚自汗
	《世医得效方》[11]	汗出污衣；小腹急痛，胁肋膜胀，脐下虚满，胸中烦悸；盗汗
	《脾胃论》[12]	脉弦，气弱自汗，四肢发热，大便泄泻，皮毛枯槁，发脱落
明	《普济方》[13]	伤寒身痛，尺脉弱，及汗后身痛，脉弱
	《奇效良方》[14]	虚劳自汗
	《寿世保元》[15]	血虚发热
	《证治准绳·类方》[16]	血气不足，体常自汗

[1] 龚庆宣.刘涓子鬼遗方 [M].北京：人民卫生出版社,1986:45.
[2] 葛洪.肘后备急方 [M].北京：人民卫生出版社,1956:85.
[3] 王焘.外台秘要方 [M].高文铸,校注.北京：华夏出版社,1993:327.
[4] 赵佶.圣济总录 [M].北京：人民卫生出版社,1962:2081.
[5] 太平惠民和剂局.太平惠民和剂局方 [M].北京：人民卫生出版社,1985:445,453.
[6] 杨士瀛.仁斋直指方论 [M].盛维忠,王致谱,傅芳,等校注.福州：福建科学技术出版社,1989:120,317.
[7] 张锐.鸡峰普济方 [M].上海：上海科学技术出版社,2016:279.
[8] 罗天益.卫生宝鉴 [M].武文玉,孙洪生,校注.北京：中国医药科技出版社,2011:4.
[9] 朱肱.活人书 [M].北京：人民卫生出版社,1993:108.
[10] 田思胜,高巧林,刘建青.朱丹溪医学全书 [M].北京：中国中医药出版社,2006:360,363.
[11] 危亦林.世医得效方 [M].王育学,点校.北京：人民卫生出版社,1990:241,264,427.
[12] 李东垣.脾胃论 [M].北京：人民卫生出版社,2005:8.
[13] 朱橚.普济方：第 3 册 [M].北京：人民卫生出版社,1983:1349.
[14] 董宿.奇效良方 [M].北京：中国中医药出版社,1995:339.
[15] 龚廷贤.寿世保元 [M].北京：中国中医药出版社,1993:288.
[16] 王肯堂.证治准绳 [M].北京：中国中医药出版社,1997:521.

续表

朝代	出处	主治
明	《证治准绳·幼科》[1]	腹痛，喜用手按摩
	《古今医统大全》[2]	气虚面色萎黄，痢频并痛，后重不食，脉微细或微汗时出
	《玉机微义》[3]	男女诸虚不足，短气，腰背强痛
	《明医指掌》[4]	汗多，表虚不能护卫，脉弱恶风寒；阳虚自汗
	《景岳全书》[5]	胃痛喜按；治诸虚羸瘠百病；内托痈疽诸毒
	《赤水玄珠》[6]	肌衄；表虚不任风寒；虚劳忧思诸不足；阳虚自汗
	《伤寒六书》[7]	汗后恶风寒，汗不止
	《瘴疟指南》[8]	瘴止后汗多
	《医学正传》[9]	汗后身痛脉迟弱
	《周慎斋遗书》[10]	身右麻木；肝木无制而晕
	《济阳纲目》[11]	饮食劳役失节，中寒生黄；卫虚恶寒
	《校注妇人良方》[12]	产后诸虚不足，发热，或恶寒腹痛
	《医学入门》[13]	汗多力少，筋骨拘急；发斑，多在手足，初起无头疼身热；产后发热自汗
清	《伤寒绪论》[14]	太阳脉沉，身热头痛；脉浮自汗出，小便数，心烦微恶寒，脚挛急；咽喉闭塞，不可发汗，发汗则吐血；感寒嗽血
	《医醇賸义》[15]	气血虚弱，四肢倦怠，气短懒言
	《彤园妇人科》[16]	经行之后，身体胀痛，而不畏寒发热，尿利色白，咽燥口干，手足心热
	《医通祖方》[17]	治虚劳，感寒发热，自汗

[1] 王肯堂. 证治准绳 [M]. 北京：中国中医药出版社, 1997:1586.

[2] 徐春甫. 古今医统大全：上册 [M]. 崔仲平，王耀廷，校注. 北京：人民卫生出版社, 1991:730,1093.

[3] 刘纯. 刘纯医学全集 [M]. 史常永，张静生，姜典华，等点校. 北京：人民卫生出版社, 1986:671.

[4] 皇甫中. 明医指掌 [M]. 北京：人民卫生出版社, 1982:76,207.

[5] 李志庸. 张景岳医学全书 [M]. 北京：中国中医药出版社, 1999:1453,1610,1794.

[6] 孙一奎. 赤水玄珠全集 [M]. 北京：人民卫生出版社, 1986:399,426,431,489.

[7] 陶节庵. 伤寒六书 [M]. 北京：人民卫生出版社, 1990:76.

[8] 郑全望. 瘴疟指南 [M]. 上海：上海科学技术出版社, 1986:12.

[9] 虞抟. 医学正传 [M]. 北京：中医古籍出版社, 2002:43.

[10] 周之干. 周慎斋遗书 [M]. 北京：中国中医药出版社, 2016:150,213.

[11] 武之望. 济阴济阳纲目 [M]. 苏礼，校注. 北京：中国中医药出版社, 1996:670,792.

[12] 薛己. 校注妇人良方 [M]. 太原：山西科学技术出版社, 2012:401.

[13] 李梴. 医学入门 [M]. 北京：人民卫生出版社, 2006:679,710,832.

[14] 张璐. 伤寒绪论 [M]. 许敬生，施淼，范敬，校注. 北京：中国中医药出版社, 2015:115,130-131,169.

[15] 费伯雄. 医醇賸义 [M]. 北京：人民卫生出版社, 2006:64.

[16] 郑玉坛. 彤园妇人科 [M]. 北京：中国中医药出版社, 2015:13.

[17] 张璐. 医通祖方 [M]. 上海：上海科学技术出版社, 2004:1.

续表

朝代	出处	主治
清	《医宗金鉴》[1]	虚损虚热，自汗盗汗
	《增订通俗伤寒论》[2]	寒热不解
	《伤寒大白》[3]	误汗亡阳身痛
	《重订温热经解》[4]	血崩过多，气虚下陷者
	《证治汇补》[5]	久不大便脉反微涩者
	《医学刍言》[6]	黄疸，黄色淡，小便清长，四肢无力，腹微满，不思食
	《张氏医通》[7]	虚劳感寒，发热自汗
	《杂病源流犀烛》[8]	虚劳自汗，病后热不退
	《医法圆通》[9]	经水来少而色淡；疮溃而脓不稠
	《景岳全书发挥》[10]	气脱血晕，有汗
	《婴儿论》[11]	羸瘠乏气，腰腹拘急，四肢沉重，咽干唇燥，面颜少色，二脉不足者；胸胁挛拘，夜卧盗汗，身发虚斑，心悸动
	《万氏家传痘疹心法》[12]	发热腹痛，大便自利；自利后腹痛；里虚腹中痛

后世医家沿用《金匮要略》黄芪建中汤证辨证要点，以补虚缓急之功效为根基，将其应用拓展到内科、外科、妇科、儿科及五官科等多种病症的治疗。在疾病发展过程中，正气与邪气相持，若正气衰邪气盛，则会导致虚证，虚证的出现亦是疾病长期发展的必然结果，即"久病必定元虚"[13]。虚证具体症状亦有差别，如阳气不足，则自汗、恶寒；阴血不足，则盗汗、虚热；脾胃不足，则胃痛、食少、腹满、面色萎黄等。

（六）剂量分析与煎服法

由于当前学界对经方使用剂量的认识存在较大分歧，本文将对古代医家对"黄芪

[1] 吴谦.医宗金鉴[M].北京：人民卫生出版社,2006:665.

[2] 何廉臣.增订通俗伤寒论[M].福州：福建科学技术出版社,2004:435.

[3] 秦之桢.伤寒大白[M].北京：中国中医药出版社,2015:43.

[4] 沈汉卿.重订温热经解[M].上海：上海科学技术出版社,1986:4.

[5] 李用粹.证治汇补[M].北京：人民卫生出版社,2006:397.

[6] 王旭高.王旭高医学遗书六种[M].褚玄仁,校注.北京：学苑出版社,1996:26.

[7] 张璐.张氏医通[M].北京：人民卫生出版社,2006:886.

[8] 沈金鳌.杂病源流犀烛[M].北京：中国中医药出版社,1994:181.

[9] 郑钦安.医法圆通[M].唐步祺,阐释.成都：巴蜀书社,1991:150-151,163.

[10] 黄英志.叶天士医学全书[M].北京：中国中医药出版社,1999:834.

[11] 周士祢.婴儿论[M].江月斐,校注.北京：中国中医药出版社,2015:21,58.

[12] 万全.万氏家传痘疹心法[M].武汉：湖北科学技术出版社,1985:40,170,290.

[13] 王士雄.王孟英医案[M].北京：中国中医药出版社,1997:39.

建中汤"的使用剂量进行统计分析，以探究其临床指导用量。通过检索，除《金匮要略》外，明确记载黄芪建中汤剂量的医籍文献 37 本，主要集中在明清时期，其中晋代 2 本，唐代 2 本，宋金元时期 5 本，明代 17 本，清代及民国时期 11 本。此外，海外医书中亦有关于黄芪建中汤药物剂量的记载。表 5-4 至表 5-7，所涉古医籍剂量，皆根据《中国科学技术史·度量衡卷》[1]，换算为现行单位（克或毫升），汉代一升折算为 200mL，东晋一两折算为 13.80g，唐代一两折算为 14.00g，一升折算为 600.00mL，宋代一两折算为 41.30g，元代一两折算为 38.10g，明代及清代一两折算为 37.30g，一升折算为 1035.00mL。"服"指该剂量服用次数，一服即该剂量服 1 次，三服即该剂量分 3 次服用，以此类推。其用量即每次服药时取用该散的药量，而姜、枣、胶饴之量不算入其中。

1. 晋唐时期黄芪建中汤剂量分析

晋唐医籍文献中的黄芪建中汤剂量基本与《金匮要略》所载一致。唐代度量衡有大制小制之分："容量和衡重的比值均为 3 : 1，即三小升为一大升，三小两为一大两，音律、天文、医药及礼仪用度量衡均为小制，而日常生活中公私皆用大制。"[2] 本文在转换唐代方剂剂量时采用小制。此外，唐代方书在转引其他医书文献时，会出现一些问题，如《金匮要略》所载黄芪建中汤有"胶饴一升"，在《外台秘要》引《集验方》黄芪建中汤则为"饴糖一斤"，"胶饴"与"饧糖"混淆，进而出现药物剂量单位的错误问题，详见下文。

表 5-4　晋唐时期黄芪建中汤剂量

出处	黄芪	桂枝	芍药	生姜	甘草	大枣	胶饴	剂型	用量
《刘涓子鬼遗方》[3]	55.20g	41.40g	110.40g	110.40g	27.60g	无	220.80g	汤剂	三服
《肘后备急方》[4]	27.60g	41.40g	55.20g	69.00g	27.60g	81.00g	110.40g	汤剂	三服
《备急千金要方》[5]	42.00g	42.00g	84.00g	42.00g	28.00g	36.00g	600.00mL	汤剂	一服
《外台秘要》[6]	42.00g	42.00g	84.00g	224.00g	42.00g	36.00g	112.00g	汤剂	九服

2. 宋金元时期黄芪建中汤剂量分析

宋金元时期，煮散盛行，临证应用此方时多将黄芪、桂枝、芍药、甘草粉碎，取一定分量，以生姜、大枣为引煮服，并加胶饴烊化，每次服药量为 11.40g 至 20.70g。

[1] 丘光明，丘隆，杨平．中国科学技术史：度量衡卷 [M]．北京：科学出版社，2001:236,281,333,346-347,391,402,411,416,430.

[2] 姬永亮．唐代度量衡制作与管理探索 [J]．上海交通大学学报（哲学社会科学版），2006,14(4):45-50.

[3] 龚庆宣．刘涓子鬼遗方 [M]．北京：人民卫生出版社，1986:45.

[4] 葛洪．肘后备急方 [M]．北京：人民卫生出版社，1956:85.

[5] 孙思邈．备急千金要方 [M]．北京：人民卫生出版社，1955:350.

[6] 王焘．外台秘要方 [M]．高文铸，校注．北京：华夏出版社，1993:327.

这与汉唐时期经方剂量差异巨大，可见此时医家已意识到经方用量过大的问题，对这一问题的解决措施是将汤剂改为煮散，此措施对后世医家应用经方的剂量产生一定影响，即将煮散又改为汤剂，而剂量则在煮散的基础上变化。

表5-5　宋金元时期黄芪建中汤剂量

出处	黄芪	桂枝	芍药	姜	甘草	大枣	胶饴	剂型	用量
《仁斋直指方论》[1]	123.90g	123.90g	247.80g	4片	82.60g	3.00g	无	煮散	12.40g
《圣济总录》[2]	123.90g	82.60g	206.50g	0.40g	123.90g	6.00g	0.40g	煮散	20.70g
《世医得效方》[3]	114.30g	114.30g	228.60g	3片	76.20g	3.00g	少许	煮散	11.40g
《丹溪心法》[4]	114.30g	114.30g	228.60g	3片	76.20g	3.00g	少许	煮散	19.10g
《卫生宝鉴》[5]	114.30g	114.30g	228.60g	3片	76.20g	3.00g	少许	煮散	11.40g

3. 明清时期黄芪建中汤剂量分析

成书于明代的部分医籍沿用宋代煮散方法，另一部分医家则将经方之"两"替换为"钱"，以汤剂的制法服用。药物剂量比例基本与《金匮要略》中相同，如桂枝与芍药比例为1：2，除姜、枣、胶饴外，平均每服药量为26.40g。清代至民国时期，医书中不再出现煮散法，皆为汤剂，除姜、枣、胶饴外，平均每服药量为28.20g，可见明清时期黄芪建中汤的剂量未出现巨大变化，对其用量也逐渐固定。

表5-6　明代黄芪建中汤剂量

出处	黄芪	桂枝	芍药	姜	甘草	大枣	胶饴	剂型	用量
《医灯续焰》[6]	5.60g	5.60g	11.20g	5片	3.70g	6.00g	1匙	煮散	18.70g
《普济方》[7]	5.60g	5.60g	11.20g	5片	3.70g	6.00g	少许	汤剂	一服
《奇效良方》[8]	7.46g	7.46g	18.65g	5片	7.50g	6.00g	无	汤剂	一服
《证治准绳》[9]	5.60g	5.60g	11.20g	5片	3.70g	6.00g	1匙	煮散	18.70g
《医方选要》[10]	11.20g	5.60g	14.90g	3片	7.50g	6.00g	无	汤剂	一服

[1] 杨士瀛.仁斋直指方论 [M]. 盛维忠，王致谱，傅芳，等校注. 福州：福建科学技术出版社,1989:120.

[2] 赵佶.圣济总录 [M]. 北京：人民卫生出版社,1962:1595.

[3] 危亦林.世医得效方 [M]. 王育学，点校. 北京：人民卫生出版社,1990:264.

[4] 田思胜，高巧林，刘建青.朱丹溪医学全书 [M]. 北京：中国中医药出版社,2006:153.

[5] 罗天益.卫生宝鉴 [M]. 武文玉，孙洪生，校注. 北京：中国医药科技出版社,2011:42.

[6] 潘楫.医灯续焰 [M]. 北京：人民卫生出版社,1988:63.

[7] 朱橚.普济方：第3册 [M]. 北京：人民卫生出版社,1983:1349.

[8] 董宿.奇效良方 [M]. 北京：中国中医药出版社,1995:340.

[9] 陆拯.王肯堂医学全书 [M]. 北京：中国中医药出版社,1999:579.

[10] 周文采.医方选要 [M]. 北京：中国中医药出版社,1993:83.

续表

出处	黄芪	桂枝	芍药	姜	甘草	大枣	胶饴	剂型	用量
《古今医统大全》[1]	5.60g	3.70g	7.50g	5片	2.20g	6.00g	1匙	汤剂	一服
《松崖医径》[2]	3.70g	9.30g	5.60g	5片	3.70g	6.00g	1匙	汤剂	一服
《玉机微义》[3]	7.50g	11.20g	22.40g	7.50g	11.20g	6.00g	无	汤剂	一服
《古今医鉴》[4]	7.50g	7.50g	11.20g	1片	11.20g	6.00g	无	汤剂	一服
《简明医彀》[5]	11.20g	5.60g	7.50g	3片	3.70g	6.00g	3匙	汤剂	一服
《秘传证治要诀及类方》[6]	7.50g	2.60g	7.50g	3片	1.90g	3.00g	无	汤剂	一服
《医宗必读》[7]	5.60g	3.70g	7.50g	6片	2.20g	9.00g	1匙	汤剂	一服
《医学正传》[8]	3.70g	9.30g	5.60g	3片	3.70g	6.00g	3.70g	汤剂	一服
《济阳纲目》[9]	11.20g	5.60g	14.90g	不详	5.60g	不详	无	汤剂	一服
《济阴纲目》[10]	11.20g	5.60g	14.90g	不详	7.50g	不详	无	汤剂	一服
《校注妇人良方》[11]	37.30g	37.30g	74.60g	不详	26.10g	不详	无	煮散	18.70g
《医学原理》[12]	3.70g	14.90g	7.50g	5片	5.60g	9.00g	1匙	汤剂	一服

表 5-7 清代黄芪建中汤剂量

出处	黄芪	桂枝	芍药	生姜	甘草	大枣	胶饴	剂型	用量
《伤寒瘟疫条辨》[13]	11.20g	7.50g	14.90g	7.50g	7.50g	6.00g	11.20g	汤剂	一服
《伤寒绪论》[14]	3.70g	7.50g	11.20g	3片	7.50g	9.00g	18.70g	汤剂	一服

[1] 徐春甫 . 古今医统大全：上册 [M]. 崔仲平，王耀廷，校注 . 北京：人民卫生出版社 ,1991:730.
[2] 程玠 . 松崖医径 [M]. 北京：中国医药科技出版社 ,2011:30.
[3] 刘纯 . 刘纯医学全集 [M]. 史常永，张静生，姜典华，等点校 . 北京：人民卫生出版社 ,1986:532.
[4] 李世华，王育学 . 龚廷贤医学全书 [M]. 北京：中国中医药出版社 ,1999:1249.
[5] 孙志宏 . 简明医彀 [M]. 北京：人民卫生出版社 ,1984:203.
[6] 戴原礼 . 秘传证治要诀及类方 [M]. 北京：人民卫生出版社 ,1989:196.
[7] 李中梓 . 医宗必读 [M]. 北京：人民卫生出版社 ,2006:205.
[8] 虞抟 . 医学正传 [M]. 北京：中医古籍出版社 ,2002:43.
[9] 武之望 . 济阴济阳纲目 [M]. 苏礼，校注 . 北京：中国中医药出版社 ,1996:405.
[10] 武之望 . 济阴纲目 [M]. 北京：人民卫生出版社 ,2006:111.
[11] 薛己 . 校注妇人良方 [M]. 太原：山西科学技术出版社 ,2012:401.
[12] 汪机 . 医学原理：上 [M]. 北京：中国中医药出版社 ,2009:61-62.
[13] 杨璿 . 伤寒瘟疫条辨 [M]. 北京：人民卫生出版社 ,1986:213-214.
[14] 张璐 . 伤寒绪论 [M]. 北京：中国中医药出版社 ,2015:196-197.

续表

出处	黄芪	桂枝	芍药	生姜	甘草	大枣	胶饴	剂型	用量
《伤寒直指》[1]	5.60g	3.70g	7.50g	3片	2.20g	6.00g	1匙	汤剂	一服
《重订广温热论》[2]	5.60g	3.00g	11.20g	3.70g	3.00g	12.00g	11.20g	汤剂	一服
《张氏医通》[3]	5.60g	11.20g	11.20g	5片	7.50g	12.00g	103.50mL	汤剂	一服
《杂病源流犀烛》[4]	5.60g	5.60g	11.20g	3片	3.70g	6.00g	1匙	汤剂	一服
《医学实在易》[5]	7.50g	7.50g	14.90g	7.50g	5.60g	9.00g	14.90g	汤剂	一服
《医学三字经》[6]	7.50g	5.60g	11.20g	5.60g	3.70g	6.00g	13.10g	汤剂	一服
《彤园妇人科》[7]	7.50g	7.50g	14.90g	不详	3.70g	不详	无	汤剂	一服
《幼幼集成》[8]	5.60g	3.70g	7.50g	5片	3.70g	15.00g	3匙	汤剂	一服
《感症宝筏》[9]	5.60g	3.00g	7.50g	2.60g	2.20g	12.00g	11.20g	汤剂	一服

4. 海外医籍黄芪建中汤剂量分析

《东医宝鉴》与《医方类聚》辑录来源基本为明代医籍文献，故其剂量贴合明朝时期普遍用量，详见表5-8。古代日本汉方医家以《伤寒杂病论》为尊，如吉益东洞著《类聚方》及平冈嘉言著《方剂辞典》，所载黄芪建中汤均为《金匮要略》原方剂量。近代日本汉方医家突破了此固有观念，如成书于1927年的《皇汉医学》，汤本求真将其剂量单位改为现代通用单位克，并提出新的使用剂量，对黄芪建中汤的现代临证应用具有一定参考价值。

表5-8　海外医籍中黄芪建中汤剂量

出处	黄芪	桂枝	芍药	生姜	甘草	大枣	胶饴	剂型	用量
《东医宝鉴》[10]	3.70g	11.20g	18.70g	5片	3.70g	12.00g	37.20g	汤剂	一服
《医方类聚》[11]	111.90g	111.90g	223.80g	4片	74.60g	3.00g	无	煮散	11.20g
《皇汉医学》[12]	5.50g	5.50g	11.00g	5.50g	3.50g	5.50g	200mL	汤剂	一服

注：《皇汉医学》第一版中胶饴剂量为十二两，第三版改为一升，取汉代一升为200mL之说。

[1] 强健. 伤寒直指 [M]. 上海：上海科学技术出版社,2005:567.

[2] 戴天章. 重订广温热论 [M]. 福州：福建科学技术出版社,2006:152.

[3] 张璐. 张氏医通 [M]. 北京：人民卫生出版社,2006:886.

[4] 沈金鳌. 杂病源流犀烛 [M]. 北京：中国中医药出版社,1994:102.

[5] 陈修园. 医学实在易 [M]. 北京：中国中医药出版社,2016:186.

[6] 陈修园. 医学三字经 [M]. 北京：中国中医药出版社,2008:72.

[7] 郑玉坛. 彤园妇人科 [M]. 北京：中国中医药出版社,2015:13.

[8] 陈复正. 幼幼集成 [M]. 北京：人民卫生出版社,1988:171.

[9] 吴贞. 感症宝筏 [M]. 何廉臣,重订. 福州：福建科学技术出版社,2004:184.

[10] 许浚. 东医宝鉴 [M]. 郭霭春、李紫溪、郭洪耀，等校注. 北京：中国中医药出版社,1995:525.

[11] 浙江省中医研究所，湖州中医院. 医方类聚（校点本）：第1分册 [M]. 北京：人民卫生出版社,1981:722.

[12] 汤本求真. 皇汉医学 [M]. 周子叙，译. 北京：中国中医药出版社,2007:65-66.

5. 黄芪建中汤推荐剂量及煎服法

吴承洛[1]对古代度量衡进行考证，得出东汉时期一两为现代 13.92g；《中国科学技术史·度量衡卷》[2]记载东汉时期一斤为 222.00g，一两为 13.875g，一升为 200.00mL，一合为 20.00mL。根据"光和大司农铜权""商鞅铜方升"等现存文物，折算一斤为今之 250.00g，一两为 15.625g，一升为 200.00mL，一合为 20.00mL。国家中医药管理局发布的《古代经典名方关键信息表（25 首方剂）》将东汉一两换算为 13.80g。《古代经典名方关键信息表（25 首方剂）》将十二枚大枣折合为 36.00g，一枚大枣重量折算为 3.00g。综上关于汉代度量衡的现代研究，可知汉代一两可折合为 13.80～15.00g，若取最大值 15.00g，可将原方剂量换算为黄芪 45.00g，桂枝 45.00g，芍药 90.00g，甘草 30.00g，生姜 45.00g，大枣 36.00g，胶饴 200.00mL，其剂量已超出《中国药典》规定的剂量范围，不宜于临床中应用。而根据《经方临床用量策略专家共识》[3]：急危重难病，经方一两可折合 6.00～9.00g；慢性疾病，经方一两可折合 3.00～6.00g；预防性用药，经方一两可折合 1.00～3.00g。黄芪建中汤为补益方剂，一两折合为 5.00g，在不破坏原方药物剂量比例关系的情况下，黄芪建中汤推荐剂量为黄芪 15.00g，桂枝 15.00g，白芍 30.00g，甘草 10.00g，生姜 15.00g，大枣 12.00g，胶饴 66.70mL，在临床应用时应根据《中国药典》的规定调整黄芪和白芍的用量。

（七）药物基原

《金匮要略》名方黄芪建中汤中的黄芪、甘草、生姜、大枣的药物基原，古今应用与认知异议较少，当前对方中的桂枝、芍药、胶饴 3 味药的认识存在分歧。

1. 桂枝

桂始载于成书于东汉之际的《神农本草经》，书中已有"菌桂"和"牡桂"之分[4]。唐代官修本草《新修本草》云："古方亦用木桂，或云牡桂，即今木桂，及单名桂者是也。此桂，花、子与菌桂同，唯叶倍长，大、小枝皮俱名牡桂。然大枝皮肌理粗虚如木兰，肉少味薄，不及小枝皮也。小枝皮肉多，半卷。中必皱起，味辛美。一名肉桂，一名桂枝，一名桂心。"[5]可知在唐代肉桂、桂枝、桂心三者本为一物，并未加以区分。在宋金元时期桂枝和肉桂用药部位开始分化，桂枝用药部位逐渐

[1] 吴承洛. 中国度量衡史 [M]. 上海：上海书店,1984:73.

[2] 丘光明，丘隆，杨平. 中国科学技术史：度量衡卷 [M]. 北京：科学出版社,2001:236,249.

[3] ZHA L H,HE L S,LIAN F M,et al.Clinical Strategy for Optimal Traditional Chinese Medicine (TCM) Herbal Dose Selection in Disease Therapeutics: Expert Consensus on Classic TCM Herbal Formula Dose Conversion[J].Am J Chin Med,2015,43(8):1515-1524.

[4] 马继兴. 神农本草经辑注 [M]. 北京：人民卫生出版社,1995:117-118.

[5] 苏敬. 新修本草（辑复本）[M]. 尚志钧，辑校. 合肥：安徽科学技术出版社,1981:305.

上移，出现嫩小枝条入药的记载，而肉桂用药部位则逐渐下移，并出现干皮入药的记载[1]。至明清之际，桂枝和肉桂的区分更加分明，桂枝指桂树之嫩枝，肉桂指桂树之干皮。"桂枝自宋元以来逐步被嫩枝所取代，并经过几百年临床的实践其安全性和有效性有保障并被医家所认可。"[2]元代王好古著《汤液本草》，对桂枝和肉桂的性味加以区分："仲景汤液用桂枝发表，用肉桂补肾，本乎天者亲上，本乎地者亲下。"[3]明确指出桂枝发表、肉桂补肾。黄芪建中汤本为虚劳病所设，其方药基础为治疗太阳中风的桂枝汤，故黄芪建中汤不仅可以应用于内伤虚证的治疗，亦可用于外感夹虚证的治疗，若用肉桂则无此功用，故黄芪建中汤应选用桂枝，若见肾虚证亦可考虑选用肉桂。

2. 芍药

芍药分为白芍、赤芍两种，《神农本草经》及《伤寒杂病论》仅载"芍药"，南朝陶弘景著《本草经集注》始有白芍、赤芍之记载："今出白山、蒋山、茅山最好，白而长大，余处亦有而多赤，赤者小利。"[4]历代医家多认为二者之间无明显差异，但存在不同的补泻功效，如明代陈嘉谟著《本草蒙筌》言："（芍药）赤利小便去热，消痈肿破积坚，主火盛眼疼要药；白和血脉缓中，固腠理止泻痢，为血虚腹痛捷方。"[5]《神农本草经疏》言："（芍药）专入脾经血分，能泻肝家火邪，故其所主收而补，制肝补脾，陡健脾经。"[6]清代汪昂著《本草备要》言："赤芍主治略同……白补而收，赤散而泻。"[7]二者功效存在差异："白芍：消湿止泻，治泻痢后重，补血益脾，缓中止痛，除烦敛汗，养血和血，除痢安胎。可以养肝脾真阴，收摄脾气之散乱，肝气之恐横，止肝气痛，胁痛，安胎热不宁。赤芍：凉血，泻肝火，专行恶血，破积泄降。治腹痛、胁痛、坚积、血痹、疝瘕、经闭、肠风痈肿、目赤。能于土中泻木，赤散邪，能行血中之滞。"[8]需注意的是，白芍之补与赤芍之泻是相对而言的，并非白芍为补药、赤芍为泻药。白芍之补在于"制肝补脾"，补脾而客邪不能留，故可起到补虚止痛之效。黄芪建中汤承桂枝汤调和营卫之法，倍芍药加饴糖、黄芪以补虚劳，故黄芪建中汤所用当为具有制肝补脾作用的白芍。

[1] 汤小虎, 邓中甲. 肉桂、桂枝药材分化的年代考证 [J]. 中药材, 2008,31(1):156-158.

[2] 王艺涵, 翁倩倩, 赵佳琛, 等. 经典名方中桂类药材的本草考证 [J]. 中国中药杂志, 2020,45(7):1707-1716.

[3] 王好古. 汤液本草 [M]. 北京：中国医药科技出版社, 2011:82.

[4] 陶弘景. 本草经集注（辑校本）[M]. 尚志钧, 尚元胜, 辑校. 北京：人民卫生出版社, 1994:267.

[5] 陈嘉谟. 本草蒙筌 [M]. 北京：人民卫生出版社, 1988:79.

[6] 任春荣. 缪希雍医学全书 [M]. 北京：中国中医药出版社, 1999:141.

[7] 汪昂. 本草备要 [M]. 北京：人民卫生出版社, 2005:52.

[8] 刘萍. 芍药、白芍、赤芍的历代本草考证浅析 [J]. 中华中医药杂志, 2018,33(12):5662-5665.

3. 胶饴

胶饴一味始出《伤寒杂病论》，后世多用饴糖代之，饴糖之名出自《名医别录》："饴糖，味甘，微温，主补虚乏，止渴，去血。"[1]饴糖是胶饴和饧糖的总称，《汤液本草》记载："其色紫凝如深琥珀色，谓之胶饴，色白而枯者，非胶饴，即饧糖也，不入药用。"[2]可见饴糖类仅有胶饴可药用，故黄芪建中汤所用当为色紫凝近似琥珀的胶饴。后蜀韩保昇等著《蜀本草》云："饴即软糖也，北人谓之饧。粳米、粟米、大麻、白术、黄精、枳椇子等，并堪作之，惟以糯米作者入药。"[3]饴糖以糯米为原料。有研究指出："国家食品标准 GB/T 20883—2017 麦芽糖标准中，收载有呈黏稠状液体的麦芽糖浆，麦芽糖浆色如琥珀，接近胶饴。故麦芽糖浆代替胶饴入药。"[4]

（八）药物炮制

1. 黄芪

黄芪为豆科植物蒙古黄芪 *Astragalus membranaceus*（Fisch.）Bge.var.*mongholicus*（Bge.）Hsiao 或膜荚黄芪 *Astragalus membranaceus*（Fisch.）Bge. 的干燥根。黄芪入药历史悠久，其味甘，性微温，归肺、脾经，具有补气升阳、固表止汗、利水消肿、生津养血、行滞通痹、托毒排脓之功效，《神农本草经》列之为上品。黄芪入药炮制包括净制、炒制、蜜制、盐制等。《本草经集注》记载了"黄芪蜜蒸为甜"[5]的蒸制法；南朝宋雷敩著《雷公炮炙论》提出"须去头上皱皮，蒸半日，劈细于槐砧上锉用"[6]的蒸、炙结合制法；宋代洪遵《洪氏集验方》提出"洗净，寸截，槌破悬壁，以盐汤浸润透，用盏盛，盖汤瓶上一炊久，焙燥"[7]的盐制法。此外，黄芪亦常与其他药物合制，如川芎、防风、五味子等。近代《增广验方新编》记载了将黄芪经木通、升麻、丹皮、沙参、玉竹、制附子、五味子、防风、蜜糖 9 次炮制入药的方法[8]。2020 年版《中国药典》记载的黄芪制法："除去杂质，大小分开，洗净，润透，切厚片，干燥。"[9]炙黄芪具有益气补中的功效，有研究表明黄芪蜜炙后补中益气作用更强[10]。因此结合本方应用情况，推荐使用黄芪建中汤时黄芪应选用蜜炙法炮制。

[1] 陶弘景.名医别录（辑校本）[M].尚志钧,辑校.北京:中国中医药出版社,2013:81.

[2] 王好古.汤液本草[M].北京:中国医药科技出版社,2011:110-111.

[3] 韩保昇.蜀本草（辑复本）[M].尚志均,辑校.合肥:安徽科学技术出版社,2005:491.

[4] 王艺涵,马力峥,赵佳琛,等.经典名方中饴糖的本草考证[J].中国实验方剂学杂志,2022,28(10):247-261.

[5] 陶弘景.本草经集注（辑校本）[M].尚志钧,尚元胜,辑校.北京:人民卫生出版社,1994:33.

[6] 雷敩.雷公炮炙论[M].施仲安,校注.南京:江苏科学技术出版社,1985:1.

[7] 洪遵.洪氏集验方[M].宋咏梅,张云杰,点校.上海:上海科学技术出版社,2003:13.

[8] 鲍相璈.增广验方新编（下）[M].上海:广益书局,1951:62.

[9] 国家药典委员会.中华人民共和国药典:2020 年版　一部[M].北京:中国医药科技出版社,2020:316.

[10] 李鸿昌,裴科,解旺洋,等.黄芪蜜炙对 RAW264.7 细胞能量代谢及极化的影响[J].药学学报,2025,60(2):459-470.

2. 桂枝

桂枝为樟科植物肉桂 *Cinnamomum cassia* Presl 的干燥嫩枝。其味辛、甘，性温，归心、肺、脾、膀胱经，具有发汗解肌、温通经脉、助阳化气、平冲降逆的功效。秦汉时期不分桂枝、肉桂，以"桂"概括。《伤寒杂病论》中记载桂枝炮制法为"去皮"，后世多主张不予炒制，宋代官修方书《太平惠民和剂局方》载："肉桂凡使：不见火，先去粗皮，令见心中有味出，锉，方入药用。如妇人妊娠药中，仍微炒用焉妙。"[1] 因此桂枝不宜使用火制法或辅料制法。黄芪建中汤所用桂枝炮制法：除杂质，洗净，润透，切厚片，干燥。

3. 白芍

白芍为毛茛科植物芍药 *Paeonia lactiflora* Pall. 的干燥根。其味苦、酸，性微寒，归肝、脾经，具有养血调经、敛阴止汗、柔肝止痛、平抑肝阳的功效。白芍的炮制方法包括净制、切制、炒制、酒制、炭制等。《雷公炮炙论》记载："凡使芍药，须用竹刀刮去粗皮并头上，锉细，将蜜水拌蒸，从巳至未，晒干用。"[2] 即将芍药净制、切制、蜜蒸使用。白芍自唐以前多以生品入药，其炮制品自唐以后逐渐兴起，宋元时期达到了巅峰，其炮制品虽繁多，但至明中叶，诸医家习用生品，炮制品较生品使用少，回归到汉代的用药习惯[3]。有研究表明酒白芍的镇痛作用强于生白芍和炒白芍[4]，也佐证了《汤液本草》所记载的芍药"酒浸行经，止中部腹痛"[5]。清代张璐的《本经逢原》称白芍"入补脾药酒炒，入止血药醋炒，入和营药及下利后重、血热痛毒药并酒洗生用，入血虚、水肿、腹胀药桂酒制用"[6]。黄芪建中汤中的芍药一味，具有调和营卫、治肝补脾之效，使用黄芪建中汤时宜将生白芍洗净，润透，切薄片，干燥。

4. 生姜

生姜为姜科植物姜 *Zingiber officinale* Rosc. 的新鲜根茎。其味辛，性微温，具有解表散寒、温中止呕、化痰止咳、解鱼蟹毒的功效。生姜因其性味可能受炮制方法的影响而改变，故除清洗、切制外一般无特殊炮制。生姜除可切片外，亦可去皮或绞汁使用，姜皮具有消胀的功效，姜汁功同生姜，但化痰止呕效力更强。使用黄芪建中汤时生姜炮制洗净、去皮、切片即可，不宜过度加工。

[1] 太平惠民和剂局 . 太平惠民和剂局方 [M]. 北京 : 人民卫生出版社 ,1985:429.

[2] 雷敩 . 雷公炮炙论 [M]. 施仲安 , 校注 . 南京 : 江苏科学技术出版社 ,1985:27.

[3] 白宇明，郝近大 . 芍药的炮制历史沿革与古方中芍药给付品种相关性研究 [J]. 西部中医药 ,2017,30(7):138-142.

[4] 刘饭阳，闫旭，李外，等 . 白芍不同炮制品中芍药苷含量及镇痛作用 [J]. 解放军药学学报 ,2005,21(3):167-169,185.

[5] 王好古 . 汤液本草 [M]. 北京 : 中国医药科技出版社 ,2011:51.

[6] 张璐 . 本经逢原 [M]. 北京 : 中国医药科技出版社 ,2011:56.

5. 甘草

甘草为豆科植物甘草 *Glycyrrhiza uralensis* Fisch.、胀果甘草 *Glycyrrhiza inflata* Bat. 或光果甘草 *Glycyrrhiza glabra* L. 的干燥根和根茎。其味甘，性平，归心、肺、脾、胃经，具有补脾益气、清热解毒、祛痰止咳、缓急止痛、调和诸药的功效。甘草有净制、切制、火制、蜜制等炮制方法。《刘涓子鬼遗方》最早记载甘草切制法为"细切"[1]，《雷公炮炙论》记载："凡使甘草，须去头、尾尖处。"[2] 隋唐时期开始出现蜜炙甘草，明清时期蜜炙甘草成为主流的甘草炮制法。目前使用的甘草饮片主要为甘草片和炙甘草两种。甘草片加工方法为甘草除去杂质，洗净，润透，切厚片，干燥；炙甘草加工方法为甘草片按蜜炙法炒至黄色至深黄色，不粘手时取出，晒凉。《伤寒杂病论》中炙甘草虽非蜜炙甘草而是炒制甘草，但蜜炙甘草补益效果更佳，故以补虚为目的黄芪建中汤应选用蜜炙甘草为宜。

6. 大枣

大枣为鼠李科植物枣 *Ziziphus jujuba* Mill. 的干燥成熟果实。其味甘，性温，归脾、胃、心经，具有补中益气、养血安神的功效。大枣的炮制法有净制、切制、焙制，以及加辅料炮制的酒制、姜制等。《伤寒杂病论》提出使用大枣时"擘"，将大枣掰开入药。大枣入药部位又分枣仁、枣肉、枣核等，《本草经集注》记载："三岁陈核中人：燔之，味苦，主腹痛，邪气；生枣：味甘、辛，多食令人多寒热，羸瘦者，不可食""道家方药以枣为佳饵，其皮利，肉补虚，所以合汤皆擘用之"[3]。晋代葛洪著《肘后备急方》有大枣"去核"[4] 的记载，后世多沿用。黄芪建中汤大枣净制使用为宜，即除去杂质，洗净，晒干，用时破开去核。

（九）煎煮法与服用方法

原方煎制法及服法为"上七味，哎咀，以水七升，先煮六味，取三升，去滓，内胶饴令消，温服一升，日三服"，即以水 1400.00mL，煮取 600.00mL，除去药渣，加胶饴 66.70mL，每日分 3 次服用。因本方为补益所设，故推荐以上用量分 3 次服用，每日 1 次为宜。

[1] 龚庆宣 . 刘涓子鬼遗方 [M]. 北京：人民卫生出版社 ,1986:73.

[2] 雷敩 . 雷公炮炙论 [M]. 施仲安，校注 . 南京：江苏科学技术出版社 ,1985:1.

[3] 陶弘景 . 本草经集注（辑校本）[M]. 尚志钧，尚元胜，辑校 . 北京：人民卫生出版社 ,1994:461-462.

[4] 葛洪 . 肘后备急方 [M]. 北京：人民卫生出版社 ,1956:85.

三、小结

本文基于东汉至民国时期的相关医籍文献，深入挖掘考证了关于黄芪建中汤处方源流、药物组成、方义君药、功效主治、药物剂量、药物基原、药物炮制煎制服法的相关内容。黄芪建中汤首见于《金匮要略》，目前不同版本所载用药量及药物比例有所差异。药物基原分歧主要在于桂枝与胶饴，即用桂枝或肉桂、胶饴或饴糖。桂包括桂枝、肉桂、桂心等，从方剂功效来看，桂枝更合黄芪建中汤方义，若在黄芪建中汤证基础上兼见肾虚证，亦可考虑易桂枝为肉桂，如此亦体现了"随证治之"的经方辨证论治精神。胶饴为色紫如琥珀的液体，具有补虚劳的功效，而固体的饴糖不入药，当选用胶饴而非饴糖。黄芪建中汤君药争议在芍药为君或胶饴为君。根据《黄帝内经》的组方配伍原理应以胶饴为君。对于内科、外科、妇科、儿科及五官科等，以虚劳里急见腹痛、腹满、食少、自汗、盗汗、身痛等临床病症者，可用黄芪建中汤治疗。现代临床中，慢性萎缩性胃炎、消化不良、胃溃疡、腹泻、耳鸣等病，若为"虚劳里急"病机，应用黄芪建中汤具有良好效果；在术后调理恢复、减缓化疗不良反应等方面，黄芪建中汤亦具有一定作用。

东汉时期药物炮制技术尚未完善，在结合本方病机及传统炮制技术的基础上，认为黄芪与甘草应遵循《中国药典》的蜜炙法炮制；桂枝除杂质，洗净，润透，切厚片，干燥；白芍洗净，润透，切薄片，干燥；生姜洗净后去皮，切片；大枣晒干，切开，去核。

古代医家在应用黄芪建中汤时存在将胶饴与饴糖混用的问题，胶饴的计量单位出现斤、钱与升、合等差异。胶饴为液态药物，饴糖为固态不入药，故使用胶饴的计量单位应为升（L）或毫升（mL）。对于《伤寒杂病论》药物剂量，本文结合相关研究成果，并依据黄芪建中汤补虚的应用特点将一两折算为5.00g。如此黄芪建中汤推荐剂量为黄芪15.00g，桂枝15.00g，白芍30.00g，甘草10.00g，生姜15.00g，大枣12.00g，胶饴66.70mL，在临床应用时应根据《中国药典》规定调整白芍用量。推荐煎服法为以水1400.00mL，煮取600.00mL，除去药渣，分3次服用，日服1次，服前加胶饴烊化，在遵循原方煎服法的前提下适应现代应用需要。黄芪建中汤关键信息详见表5-9。

本研究缺乏实验及临床数据，为更好继承和发展古代经典名方，在对经典名方信息考证工作基础上，有待进一步进行研究，为现代应用古代经典名方提供有力依据。

表 5-9　黄芪建中汤关键信息表

基本信息			现代对应情况				
出处	处方、制法及用法	药味名称	基原及用药部位	炮制规格	折算剂量	用法用量	功能主治
《金匮要略》（汉代张仲景）	黄芪、桂枝（去皮）、生姜（切）各三两，芍药六两，甘草（炙）二两，大枣（擘）十二枚，胶饴一升	黄芪	豆科植物蒙古黄芪Astragalus membranaceus (Fisch.) Bge.var.mongholicus (Bge.) Hsiao 或膜荚黄芪Astragalus membranaceus (Fisch.) Bge.的干燥根	蜜炙黄芪	15.00g	以水 1400.00mL，煮取 600.00mL，除去药渣，分 3 次服用，日服 1 次，服前加 66.7mL 胶饴烊化	【功效】补虚缓急，益气和中 【主治】以虚劳里急为核心的内科、外科、妇科、儿科及五官科诸症
		桂枝	樟科植物肉桂Cinnamomum cassia Presl 的干燥嫩枝	生品	15.00g		
		白芍	毛茛科植物芍药Paeonia lactiflora Pall.的干燥根	生品	30.00g		
		生姜	姜科植物姜Zingiber officinale Rosc.的新鲜根茎	生品	15.00g		
		甘草	豆科植物甘草Glycyrrhiza uralensis Fisch.、胀果甘草Glycyrrhiza inflata Bat. 或光果甘草Glycyrrhiza glabra L.的干燥根和根茎	蜜炙	10.00g		
		大枣	鼠李科植物枣Ziziphus jujuba Mill.的干燥成熟果实	生品	12.00g		
备注	本方可以麦芽糖浆代替胶饴入药，在临床应用时应根据《中国药典》规定调整白芍用量						

第二节　基于CiteSpace的黄芪建中汤研究热点及趋势分析

　　本文对黄芪建中汤相关文献进行可视化分析，以揭示该领域的研究现状和主要研究热点。方法：计算机检索中国知网（CNKI）数据库 1995 年 1 月 1 日至 2024 年 4 月 18 日收录的有关黄芪建中汤文献，使用 EndNote X9 软件剔除重复文献，并借助 Excel 2019 对发文数量、来源期刊、作者、文献类型及疾病类型等信息进行提取、整理和统计分析。同时，采用 CiteSpace 6.3.R1 对所纳入的文献关键词进行可视化图谱的绘制和分析。结果：将 362 篇文献纳入研究后，发现总体上年发文量呈递增态势。在文献类型分布中，临床应用类文献所占比例最高，以内科疾病治疗为主，尤其是消化系统相关疾病；对于慢性萎缩性胃炎和胃溃疡等疾病，药理实验均有涉及。研究通常集中于几个发挥关键作用的治疗机制，如改善炎症反应、修复黏膜损伤、调节氧化平衡、抑制细胞凋亡，以及调整免疫系统功能。关键词聚类分析揭示了9个主要的研究类型，这些研究侧重于黄芪建中汤在胃溃疡、慢性胃炎等消化系统疾病中的临床效果以及各医家对其应用的经验总结。结论：在临床医学实践及深入探究的领域中，黄芪建中汤被广泛采纳，其核心应用领域聚焦于消化系统疾病的系统性研究上；而针对其药理效应的试验性探索，则显著地侧重于解析其在维护与修复胃肠道黏膜层所展现的复杂机制，这一研究方向构成了当前研究工作的重点与热点。

黄芪建中汤最早的文献记载可追溯至东汉张仲景《金匮要略·血痹虚劳病脉证并治第六》："虚劳里急，诸不足，黄芪建中汤主之。"该方由小建中汤发展而来，方剂组成包含黄芪、桂枝、甘草、白芍、大枣、生姜、胶饴7味药，其中黄芪补气升阳、益卫固表、行滞通痹，桂枝助阳化气、平冲降逆，甘草补脾益气、调和诸药，大枣有补中益气、养血安神的作用，白芍能养血调经、敛阴止汗、柔肝止痛、平抑肝阳，生姜具有温中散寒的功效，胶饴则主要用于补中益气、缓急止痛。整个方剂主补中益气，和里缓急。后世医家在遵其原旨的基础上，释其方义，对该方有所阐发。经加减组方后，针对气短胸满、腹满、大便秘结、肺气虚损等症均有一定的临床意义。

2019年11月，中华中医药学会委托中华中医药学会脾胃病分会进行脾胃系病常用经典名方遴选工作，最终遴选出100首脾胃系病常用经典名方并于2022年发表，2023年再次修订发布《脾胃系病常用经典名方专家共识》，黄芪建中汤被列入其中。黄芪建中汤在现代临床中的研究应用广泛分布于消化系统疾病、循环系统疾病、妇科疾病、神经系统疾病，以及泌尿系统、运动系统、呼吸系统、内分泌系统等的其他有关疾病[1-2]。黄芪建中汤作为中药复方，具有复杂的作用机制和多样化的适应性，这使得它在临床实践中被广泛而灵活地应用，能够针对多样化的疾病状态展现出独特的治疗优势。同时也为黄芪建中汤在临床展开"异病同治"应用提供了较为合理的阐释，为中医药现代化研究及临床实践提供了宝贵的启示与参考。因此，本文通过运用CiteSpace软件分析处理，对文献年度发文量、研究作者、研究机构、关键词几方面内容进行分析，绘制知识图谱，展开可视化分析，充分展现黄芪建中汤研究现状、研究热点，并为未来研究发展方向提供参考。

[1] 白敏，段永强，巩子汉，等.经方黄芪建中汤研究进展[J].中医临床研究,2021,13(20):145-148.
[2] 许文倩，胡英还，秦雪梅，等.黄芪建中汤临床应用及实验研究进展[J].山西中医学院学报,2018,19(2):67-71.

一、资料与方法

（一）数据采集

中文文献以中国知网（CNKI）为数据来源，文献来源选择学术期刊。CNKI检索方式为"主题/关键词=黄芪建中汤"，时间设置为1995年1月1日至2024年4月18日，共检索出1481篇文献，并对文献进行了筛选。排除标准：①与黄芪建中汤研究不相关的文献；②科普、会议、通知、学位论文、报告、报纸；③综述、Meta分析、系统评价类论文等非原始研究文献；④重复发表或已撤回的文献；⑤内容缺失文献；⑥关键词不包含"黄芪建中汤"的文献。最终纳入分析的有效文献一共是362篇。

文献筛选与质量控制：根据筛选标准，从数据库中检索需要分析的文献标题和摘要，并进行去重。然后由两名指定的研究人员背对背审阅并确定下载完整文献；如果这两位研究人员持不同意见，则由第三位评估者做出判断。

（二）数据处理及分析

将纳入文献导入到NoteExpress 4.0软件，合并后去掉重复数据，进行筛选，然后导出，并将文件以"download_**.txt"命名后导入到CiteSpace 6.3.R1软件进行数据格式转化，再绘制知识图谱。通过Excel绘制年发文量趋势图。

CiteSpace参数设置：时间区域为1995—2024年，时间切片（Years Per Slice）为1年，节点类型（Node Types）选择：Author（作者）、Institution（机构）、Keyword（关键词），进行关键词共现、聚类、突现图谱绘制，分析作者、机构图谱。关键词分析可在一定程度上反映该学科领域研究热点分布情况。在关键词共现基础上进行聚类分析，聚类模块值Q为0.825（＞0.3）表示聚类结构显著且合理，平均轮廓值S为0.9681（＞0.7）说明聚类结果具有较高的可信度；在聚类图谱基础上进行时间线图分析，可发现各聚类随时间变化的趋势。关键词突现可反映关键词在短时间内频次显著增加的情况，突现强度越大代表影响力越大，进而了解相关研究热点及未来研究趋势。研究作者与机构图谱可分析各研究作者及机构和合作网络关系。

（三）数据可视化

根据已设置好的参数，对纳入的362篇黄芪建中汤相关论文进行论文年载量分析、作者合作可视化分析、机构研究可视化分析、关键词共现分析、关键词聚类分析，以及关键词突现分析等。结合知识图谱分析得到的结果以及人工阅读文献的结果，进行后续深入分析和讨论。

二、结果与分析

（一）论文年载量分析

近年来，研究黄芪建中汤的相关文献发文量整体呈现波动性增长态势。这一趋势体现了该领域学术研究的不断深化与扩展，预示着黄芪建中汤在中医药领域的关注度和应用前景的进一步提升。黄芪建中汤相关文献的年度发表分布图显示，中文文献的发表情况呈现出两个明显不同的阶段，揭示了该领域研究活动的动态演变，进一步细化了中文文献在不同时间段内的发表特征：1995—2010 年属于初步探索阶段，年度发文量均不超过 15 篇。2011—2018 年为快速发展阶段，由分析结果可以看出，关于黄芪建中汤的年度发文量曾出现快速增长。其中 2017 年发文量为 47 篇，达到近年峰值。

扫一扫，了解更多信息
（年度发文量）

（二）作者合作可视化分析

在对已纳入的 362 篇文献进行深入剖析的过程中，统计并分析其作者构成，结果显示共广泛涵盖来自 150 位不同研究者的贡献。通过此项统计，呈现出文献背后丰富的作者群体。根据文献作者发文情况进行汇总分析，可知作者群体发文频次整体较低，前十名作者发文量均为 2 篇，其余作者发文量均为 1 篇，显示了该研究领域中作者贡献集中与广泛并存的特点。大多数作者的文献发表时间主要集中于2010 年后，显示出该领域研究活动的近期活跃态势。将中文文献发文量在 2 篇以上的作者进行可视化图谱绘制，结果显示刘旺根、吴景兰、蒋时红等人的合作网络较为密切。

扫一扫，了解更多信息
（作者合作图）

（三）机构研究可视化分析

本研究共纳入 263 所机构，其中有 1 家机构发文量高达 10 篇，有 7 家机构发文量≥3 篇，25 家机构的发文量≥2 篇，发文量较高的机构之间不具有显著的直接联系，基本为各地区的中医院校及其附属医院，合作网络尚未形成显著交集。通过对机构合作网络图谱进行分析，获得节点 289 个，连线 47 条，机构节点的大小可以直观反映出这些机构在文献发表数量上的贡献度的不同。节点间线条相互连接，则象征着不同机构之间在学术研究上的合作发文行为，体现了跨机构合作的紧密程度。机构间合作关系的紧密程度由图谱密度来表示，由分析结果可见图谱密度（Density）为 0.0011，此外，图示中各机构间缺乏显著连线，这一现象反映出各机构间的合作关联并不紧密，甚至可能缺乏实质性的合作，合作模式呈现出一定的地域性和机构内合作的特征，主要局限于同

扫一扫，了解更多信息
（机构合作图）

一地域内中医药大学与其附属医院之间的内部协作。

（四）关键词共现分析

文献关键词是对文献内容的高度概括和凝练，可以反映出文献的核心内容和重要信息点。从文献的高频关键词中可以窥探一个领域的研究热点及趋势，有助于有效揭示学科前沿动态。本研究选取 1995 年至 2024 年的文献进行关键词分析以探求黄芪建中汤整体研究特点以及发展趋势。将黄芪建中汤文献绘制成共现网络图谱，出现节点 214 个，连线 529 条，网络视图密度 0.0232。高频关键词显示黄芪建中汤频数最高，体现研究主要围绕黄芪建中汤展开[1]。结合其他高频词分析可以得出一系列消化系统疾病，如脾胃虚寒[2]、慢性胃炎、胃脘痛、胃溃疡[3]等是应用于临床治疗的黄芪建中汤的优势病种，其临床疗效是研究的重点。

扫一扫，了解更多信息
（关键词共现图）

（五）关键词聚类分析

利用对数似然比算法对关键词进行聚类分析（表 5-10），得出 9 个重要聚类模块。该图谱一共含有 273 个节点，428 条连线，选择展示前 9 个类别。由分析结果可知，聚类平均轮廓值 S 为 0.9118（＞0.7），表明聚类结果准确适宜；聚类模块值 Q 值为 0.7486（＞0.3），提示该聚类得到的聚类结构较为显著。聚类 #0、#1、#2、#3、#6、#8 主要代表黄芪建中汤的临床应用研究，并包含了部分现代药理研究及疗效，主要针对脾胃相关的疾病；#4、#5、#7 代表黄芪建中汤与相关医案、经典中医方剂的研究及疗效。

扫一扫，了解更多信息
（关键词聚类图）

从聚类时间轴图谱可以看出，在 2000 年左右，对于黄芪建中汤的研究主要集中于黄芪建中汤的传统应用与现代西医疗法的结合，利用跨学科的研究方法，将中药黄芪建中汤的疗效优势与西药的科学性相结合。在 2004 年关于黄芪建中汤多个方面的研究就已成为医学界广泛关注的热点，并在 2008 年再次达到研究热度高峰，其中，研究主要围绕黄芪建中汤与经典经方的配合使用及其临床疗效。2008 年至今均有研究进行但其热度有所下降，出现了与针灸等其他疗法的结合研究。综上说明黄芪建中汤的相关研究具有一定成果，但仍有巨大的发掘潜力，应该继续开展，持续深入。

扫一扫，了解更多信息
（关键词聚类时间线图）

[1] 胡泽文，孙建军，武夷山. 国内知识图谱应用研究综述 [J]. 图书情报工作 ,2013,57(3):131-137,84.

[2] 熊胜发. 黄芪建中汤治疗脾胃虚寒型胃脘痛的临床研究 [J]. 中国医学创新 ,2011,8(21):30-31.

[3] 刘世福. 探讨黄芪建中汤联合针灸治疗胃溃疡的效果 [J]. 双足与保健 ,2018,27(16):175-176.

表 5-10　1995—2024 年黄芪建中汤研究文献关键词聚类表

聚类号	规模	主要内容	标签
#0	25	胃脘痛	胃脘痛；脾胃虚寒；慢性胃炎；丹栀逍遥汤；穴位贴敷；柴胡疏肝散；补中益气汤；六君子汤；膈下逐瘀汤
#1	25	胃溃疡	胃溃疡；消化性溃疡；中医治疗；效果显著；疗效对比；脾胃虚寒型胃痛；雷尼替丁
#2	25	脾气虚证	脾气虚证；信号传导通路；血管活性肠肽；神经肽Y；慢性萎缩性胃炎；组织代谢；肺癌转移
#3	24	慢性胃炎	慢性胃炎；脾胃虚寒；麦门冬汤；胃痛胃胀；雷尼替丁；临床疗效；中西医结合治疗；西医治疗；辨证论治
#4	17	《金匮要略》	《金匮要略》；大黄䗪虫丸；酸枣仁汤；龙骨牡蛎汤；八味肾气丸
#5	14	医案	医案；吴茱萸汤；栀子豉汤；桂枝加芍药汤；桂枝加龙骨牡蛎汤
#6	14	胃炎	胃炎；四君子汤；柴胡疏肝散；中西医结合；桃红四物汤；临床观察；脾肺虚寒证；机械通气；经皮穴位电刺激；慢性阻塞性肺疾病
#7	13	四逆散	四逆散；生肌敛溃散；半夏泻心汤；中医诊疗；茵陈蒿汤；半夏厚朴汤；大柴胡汤
#8	5	失眠	失眠；眩晕；医案医话

（六）关键词突现分析

结合 25 个突现关键词，黄芪建中汤的研究发展可以分为两个阶段：2002—2009年，以医案、古方及陈祖皋的临床病例为基础，对脾虚证[1]及腹痛、胃炎治疗效果的研究，从突现强度最高的"大鼠"可以看出研究多为动物实验且大鼠为主要实验动物，并且在实验中多运用组织芯片技术对黄芪建中汤所带来的效果进行数据的实时观察[2]。分析得知，此阶段对临床治疗效果的研究还较为缺少，但动物实验较为全面。2010—2014 年，此阶段是以梁超的临床病例以及古方为研究基础，但与之前有所不同的是此次的治疗效果多以临床表现为基准，同时加入黄芪建中汤对肺癌是否有帮助的研究，与此同时还探究了黄芪建中汤与穴位埋线相结合的治疗效果，表明对黄芪建中汤的研究方向逐步倾向于临床疗效。2015—2018 年，此阶段以临床上对黄芪建中汤的使用为重点，在此期间研究重点基本都放在临床，且研究方向更为明确。期间开始进行了黄

[1] 宋红,郑小伟,王颖,等.加味黄芪建中汤对脾气虚证大鼠胃泌素基因表达的影响[J].中华中医药杂志,2008,(2):121-124.
[2] 刘旺根.运用组织芯片技术观察黄芪建中汤对大鼠慢性萎缩性胃炎的干预作用.河南省,河南中医学院,2006-08-08.

芪建中汤对胃溃疡[1]的疗效的研究，表明在对更严重的病情进行疗效的分析，对黄芪建中汤的研究更加深入与全面。此时与黄芪建中汤配合的药物中加入了西药奥美拉唑，配合的治疗方法为穴位贴敷，分析得知在此阶段中对黄芪建中汤的研究重点更为明确，方向更为集中。

扫一扫，了解更多信息
（关键词突现图）

三、小结

（一）合作关系

从各个机构的合作网络展示情况可以看出各个机构的合作情况并不乐观，发文的机构众多，但基本上都是各家机构及其附属机构之间的相互联系，这样的现状对黄芪建中汤研究的全面发展可能有些许的阻碍。建议不同机构之间多相互合作，尤其各省市所在医院以及高校之间能够实现跨区域合作，取长补短，共同推进对黄芪建中汤的研究。

从机构的发文量来看，发文量最多的机构为河南中医药大学，一共发表10篇文章，表明河南中医药大学对黄芪建中汤的研究较为深入，但发文量较多（≥2）的机构仅占所有参与研究机构的9.51%，可见目前各个机构对于黄芪建中汤的研究还没有加以深入了解，建议各机构加强对黄芪建中汤疗效的研究与评估。

从研究的人员以及机构来看，对黄芪建中汤的研究主要是由中医药大学及其附属医院进行。研究开展较为集中，但缺乏各省市以及各高校之间的联合研究，对于这一部分的合作尚未完善。

（二）热点领域

综合关键词共现分析、聚类分析及聚类时间线分析，发现黄芪建中汤在科学研究领域展现出了广泛的应用前景和深入的研究价值。特别是在消化系统领域中，黄芪建中汤治疗胃脘痛和胃溃疡成为了研究热点之一，其中多成分相互配合能够积极改善脾气虚证，为患者提供有效的治疗方案。除研究关键词"黄芪建中汤"外，中文文献中"胃脘痛""胃溃疡""脾气虚证"等关键词的出现频率较高，可推测现代医学研究中黄芪建中汤对于消化系统疾病的治疗较为集中，成为相关领域研究人员对于黄芪建中汤主治病症的研究重点。结合聚类分析可知，关于黄芪建中汤的研究内容主要包括黄芪建中汤治疗脾气虚证、胃脘痛、消化性溃疡，调节信号传导通路等。其主要研究内容大概可分为临床应用、经方、医案三部分，聚类分析中胃脘痛、胃溃疡、脾气虚证、慢性胃炎、《金匮要略》等规模较大，为该领域的主要研究内容。在聚类主要内

[1] 胡文海 , 叶欣 , 汤国敏 . 黄芪建中汤联合艾灸治疗脾胃虚寒型胃溃疡 30 例 [J]. 光明中医 ,2021,36(19):3288-3291.

容为胃脘痛的分类中，相关文献研究主要聚焦于黄芪建中汤治疗脾胃虚寒性胃痛患者的临床观察及效果分析。通过阅读黄芪建中汤相关文献，了解到黄芪建中汤与耳穴压丸及穴位贴敷的联合应用在治疗慢性胃炎、脾胃虚寒性胃炎[1]方面也取得了显著进展，不仅拓宽了慢性胃炎、脾胃虚寒性胃炎治疗的新思路，也体现出现代药理研究中对于穴位与药物结合的重视程度不断提高。与此同时，随着研究的深入，黄芪建中汤与其他方剂如补中益气汤[2]、柴胡疏肝散[3]、六君子汤[4]的联合治疗效果或对比分析，也在近年逐渐增多，在近三年 CNKI 所收录文献中有所体现。在主要内容为胃溃疡的分类中，文献研究主要聚焦于黄芪建中汤治疗胃溃疡患者的临床观察及效果分析，中医治疗与西医治疗胃溃疡的疗效对比[5]。基于临床观察和效果分析，反馈黄芪建中汤对于胃溃疡相关病症的治疗效果，分析所收集的数据，并不断调整黄芪建中汤的使用剂量、使用时间、适用人群等，使得黄芪建中汤更好的适用于特定患者人群。在主要内容为脾气虚证的分类中，文献研究主要聚焦于动物实验中黄芪建中汤对于脾气虚证建模鼠特定基因表达的影响[6]。以动物为模型，观察黄芪建中汤的使用注意，实验结果服务于临床，临床数据同时也为实验目的方法和手段提供有力支撑。在主要内容为医案的分类中，文献研究主要聚焦于医家运用黄芪建中汤的医案举例[7]、临床经验、心得体会[8]等。通过对医案的研读，比较不同医案中患者证候之间的差别，探究其中深层次的原因，比较同一种方剂在不同医案中的作用效果，有助于提升医生的治疗水平，帮助医生更精准对症下药。

另外，值得注意的是，黄芪建中汤在临床应用中也可能出现一些不良反应，如过敏反应等。这些不良反应的发生不仅会影响该方的疗效和安全性，也会给患者的健康带来潜在威胁。因此，学者们在探索黄芪建中汤的应用价值时，也需要对其可能带来的不良反应进行密切关注，并采取相应的措施加以预防和应对。

[1] 冯艳彬 . 黄芪建中汤联合中药穴位贴敷疗法治疗脾胃虚寒型慢性胃炎疗效观察 [J]. 现代中西医结合杂志 ,2017,26(25):2786-2788.

[2] 万幸，刘倩娴，陈妙欢 . 黄芪建中汤和补中益气汤对脾虚模型小鼠免疫调节作用的实验研究 [J]. 中国实验方剂学杂志 ,1998,4(5):24-27.

[3] 曹国武，康慧 . 黄芪建中汤联合柴胡疏肝散治疗慢性萎缩性胃炎的效果 [J]. 临床医学研究与实践 ,2019,4(5):112-113.

[4] 谢爱华，吴泱，张翔，等 . 香砂六君子汤合黄芪建中汤加减治疗胃十二指肠溃疡 (虚寒型) 的疗效及对患者 TGF-α、IL-8 和 NO 影响研究 [J]. 中国中西医结合消化杂志 ,2019,27(4):268-271.

[5] 陈琳 . 黄芪建中汤联合西药 "三联法" 治疗脾胃虚寒型胃溃疡的临床效果观察 [J]. 中国社区医师 ,2024,40(6):95-97.

[6] 孙在典，包素珍，郑小伟，等 . 黄芪建中汤对小鼠脾气虚证肺癌转移 FAK 基因表达的影响 [J]. 浙江中医杂志 , 2009,44(6):400-401.

[7] 郑夏楠，陈一斌 . 黄芪建中汤治疗脾胃虚寒型消化性溃疡验案心悟 [J]. 亚太传统医药 ,2019,15(11):112-114.

[8] 杨合军，罗晓峰 . 胃痛中医治疗心得 [J]. 中国社区医师 ,2020,36(11):104-105.

（三）发展趋势

随着近年来互联网新兴技术高度发展，通过数据可视化手段，全球范围内学者们在黄芪建中汤作用功效、作用机制及生理作用等方面进行研究，使人们对黄芪建中汤促进健康、治疗疾病方面的潜力有了更加全面、深入的了解，也为进一步探索其科学价值和应用前景提供了有力的支持。与此同时，随着实验研究的不断深入，黄芪建中汤治疗胃溃疡、胃脘痛、慢性胃炎的相关作用机制也逐渐清晰，黄芪建中汤结合多手段针对性治疗消化系统疾病的优势日益凸显，为其临床应用提供了一定实验依据。新技术如基因工程、分子生物学等的应用将推动黄芪建中汤研究的进一步发展，有助于发现其新的应用价值和研究方向。基于黄芪建中汤的多种作用功效，未来可能开发出更多个性化治疗方案，满足不同患者的治疗需求。

（四）研究建议

本研究基于 CiteSpace 进行了黄芪建中汤相关研究文献的可视化分析，直观反映了 1995 年以来黄芪建中汤的研究方向、研究主题、发展趋势和研究热点。目前黄芪建中汤的研究热点主要为针对黄芪建中汤的临床观察和加减应用等。通过对国内从 1995 年至今的文献研究进行综合分析，可发现对黄芪建中汤的研究在现代取得了显著的进展，但仍存在以下几个问题：①国内关于黄芪建中汤作用功效的研究虽然覆盖范围广泛，涉及多种功效，但在研究深度上对于新发现的功效的作用机制方面的研究主要止步于多组分混合物的药理学评价，尚未阐明具体作用机制或通路。②在黄芪建中汤的作用功效方面，虽然涉及范围广泛，但是各个功效的相关文献数量较少，结合文献事实和预测分析，关于黄芪建中汤作用功效方面的研究比例可能在今后有所增加。

黄芪建中汤用于多系统病证，脾胃病证是目前研究热点，肝胆病证可能是未来研究趋势。根据研究结果对经方现代化提出如下展望：①建立多学科、多机构合作网络；②借助循证理念构建经方防治重大疾病循证体系；③开展高质量基础研究以促进临床转化。